LINCHUANG PIFUXINGBING
ZHENDUAN YU ZHILIAO

临床皮肤性病
诊断与治疗

李翔宇　刘春芬　何春峰◎主编

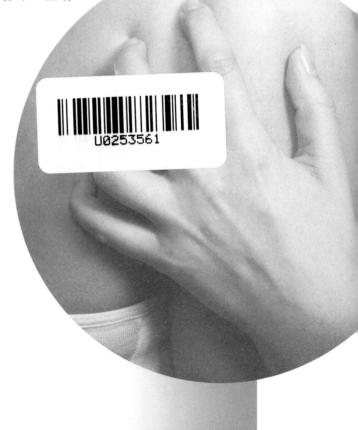

U0253561

长江出版传媒
湖北科学技术出版社

图书在版编目(CIP)数据

临床皮肤性病诊断与治疗 / 李翔宇，刘春芬，何春峰主编. — 武汉 ：湖北科学技术出版社，2023.2

ISBN 978-7-5706-1279-6

Ⅰ. ①临… Ⅱ. ①李… ②刘… ③何… Ⅲ. ①皮肤病－诊疗②性病－诊疗 Ⅳ. ①R75

中国版本图书馆 CIP 数据核字(2022)第 183907 号

责任编辑：秦艺　　　　　　　　　　　　　　　　封面设计：张子容

出版发行：湖北科学技术出版社　　　　　　　　电话:027-87679426
地　　址:武汉市雄楚大街 268 号　　　　　　　邮编:430070
　　　　　（湖北出版文化城 B 座 13-14 层）
网　　址:http://www.hbstp.com.cn

印　　刷：武汉科源印刷设计有限公司　　　　　邮编：430200

787mm×1092mm　　1/16　　　　　　　　　8.25 印张　　192 千字
2023 年 2 月第 1 版　　　　　　　　　　　　2023 年 2 月第 1 次印刷
　　　　　　　　　　　　　　　　　　　　　　定价： 88.00 元

本书如有印装质量问题　可找本社市场部更换

编 委 会

前　　言

近年来,随着医学科学的发展,皮肤性病研究也进入了一个飞跃发展的阶段,并分出许多分支,如皮肤组织病理学、皮肤生理学、皮肤免疫学、皮肤遗传学、皮肤美容学等。同时,人们越来越重视自己的形象,对美容有关的疾病也提出了治疗要求。此外,各种性病的流行,使得皮肤性病的诊治需求也逐渐上升。但许多皮肤性病非常顽固,难以治愈,作为皮肤性病科相关医务人员,需要不断地提高治疗水平和专业工作能力,以更好地帮助患者摆脱疾病困扰。本书结合近年来国内外皮肤性病学的新进展,总结了临床实践经验,希望对皮肤性病科医师正确掌握临床诊疗规律提供帮助。

本书共分为五章,内容涉及皮肤性病基础以及临床常见疾病的诊治,包括皮肤性病总论、过敏性皮肤病、白癜风、红斑丘疹鳞屑性皮肤病、性传播疾病。

由于本编委会人员均身负临床诊治工作,故编写时间仓促,难免有不足之处,恳请广大读者给予批评指正,以更好地总结经验,起到共同进步、提高医务人员诊疗水平的目的。

《临床皮肤性病诊断与治疗》编委会

2022 年 8 月

目　　录

第一章　皮肤性病总论

第一节　皮肤性病的病因学与症状学

一、皮肤性病的病因学

了解皮肤性病的病因,对于疾病的诊断、鉴别诊断、治疗及预后判断都非常重要。皮肤性病的病因比较复杂,包括一般的发病因素、主要致病因素、使皮肤性病发展或加重的因素。

(一)一般的发病因素

1.年龄　大多数皮肤病可以发生于人生任何年龄段,而某些皮肤病往往发生于一定年龄段或在一定年龄段发病率较高。如新生儿期发生尿布皮炎、新生儿毒性红斑、新生儿硬肿症、新生儿剥脱性皮炎;婴儿期发生婴儿湿疹、金黄色葡萄球菌性烫伤样皮肤综合征等多见。儿童期易患丘疹性荨麻疹、色素性荨麻疹、特应性皮炎、面部单纯糠疹、水痘等。青年和中年易患痤疮、脂溢性皮炎、银屑病等。天疱疮、大疱性类天疱疮、皮肤瘙痒症、脂溢性角化病、皮肤癌等易于中年至老年时期发病。

2.性别　某些皮肤病好发于女性,如系统性红斑狼疮、系统性硬皮病、硬红斑、结节性红斑、黄褐斑等。男性易发生痤疮、脂溢性脱发、酒渣鼻等。月经疹、更年期角皮症只发生于女性。须疮只发生于男性。

3.职业　不同职业者在不同的环境中工作,接触到不同的有害因素,因此可发生与职业有关的皮肤病,如化学工厂的工人容易受化学物质的刺激或对化学物质过敏而发生接触性皮炎,电焊工易发生电光性皮炎,演员发生油彩皮炎,农民发生稻田皮炎,矿工在潮湿环境中易患真菌性皮肤病等。

4.种族　不同种族其遗传体质、外界环境、饮食习惯的不同,某些皮肤病的发生率也有差异,如白种人顶泌汗腺、皮脂腺比黄种人丰富,因此易患腋臭、痤疮;白种人的色素较黄种人少,因而日光性角化病、恶性黑素瘤的发病率也比黄种人高。

5.季节　有的皮肤病与季节有一定关系,如多形红斑、玫瑰糠疹易发生于春秋季节;夏季炎热多汗,易发生痱子和感染性皮肤病;冬季寒冷易发生冻疮;多数银屑病冬季加重,夏季缓解,少数病例则相反。

6.个人卫生　讲究个人卫生可较少发生细菌、寄生虫及真菌感染,如脓疱疮、疥疮、头癣和足癣等。

7.社会因素　有的皮肤性病与社会因素有密切关系。中华人民共和国成立前性传播疾病在我国广泛流行,中华人民共和国成立后政府高度重视性传播疾病的防治,大力禁止卖淫嫖娼行为,性传播疾病在我国一度几乎灭绝。但 20 世纪 80 年代改革开放后,由于人员流动和交往的频繁,在我国又出现了性传播疾病。随着国民经济的发展和人民生活的富裕,目前营养不良性皮肤病如维生素 A 缺乏病及烟酸缺乏病等在我国已极少见。

（二）主要致病因素

1.外因

（1）物理因素：压力及摩擦可引起胼胝及鸡眼。高温可引起烫伤，低温可引起冻疮。放射线可引起急性或慢性放射性皮炎或诱发肿瘤。接触光敏性物质后受到日光或紫外线照射可发生光接触性皮炎。某些个体服用喹诺酮类药物、磺胺、四环素类药物后，经日光或紫外线照射后可引起光感性药疹，食用某些植物如灰菜、紫云英后，日晒可引起植物-日光性皮炎。

（2）化学因素：某些个体接触染料、化工原料或其制品及家庭日用化学物品如染发剂、化妆品、洗涤剂等可能产生接触性皮炎，药物可引起药物性皮炎。

（3）生物性因素：①动物性。如昆虫咬伤及水母刺伤等均可发生皮炎。②植物性。如漆树及荨麻等可引起漆树皮炎或荨麻疹等。③微生物。如由细菌引起的疖、毛囊炎、痈、丹毒、脓疱疮、麻风、皮肤结核等；由病毒引起的扁平疣、寻常疣、传染性软疣、带状疱疹及单纯疱疹等；由螺旋体引起的梅毒等；由真菌引起的各种浅部及深部真菌病。④寄生虫。如食用绦虫感染的生猪肉后其幼虫可引起人的皮肤猪囊虫病，人体接触血吸虫尾蚴污染的水源可引起尾蚴皮炎等。

（4）食物因素：某些个体食用海产品食物后可引起变态反应性皮肤病如荨麻疹、湿疹等，食物中缺乏某种维生素可发生维生素缺乏性皮肤病。

2.内因

（1）代谢障碍：代谢障碍性皮肤病常见的有黄瘤、皮肤淀粉样变、皮肤钙质沉着症等。

（2）内分泌紊乱：当肾上腺皮质功能亢进时发生库欣综合征，表现为满月脸、肥胖、萎缩纹、多毛、痤疮甲状腺功能减退发生胫前黏液性水肿，妊娠时发生妊娠疱疹、黄褐斑等。

（3）神经因素：脊髓空洞症及周围神经损伤时，可引起皮肤感觉障碍或穿通性溃疡。

（4）精神因素：持续过重的精神压力可诱发斑秃、多汗症、胆碱能性荨麻疹、慢性单纯性苔藓、白癜风、扁平苔藓等。精神愉快、乐观，正确认识疾病，主动配合治疗则皮肤病能治愈得较为顺利。

（5）内脏疾病：糖尿病患者可发生黄瘤、瘙痒症、念珠菌病及疖病等；肝病可伴发瘙痒症及掌红斑；内脏恶性肿瘤可伴发皮肌炎、黑棘皮病等。

（6）血液循环和淋巴循环障碍：小腿静脉曲张者可发生淤积性皮炎，小腿淋巴液回流障碍可出现象皮肿等。

（7）遗传：常见的遗传性皮肤病有鱼鳞病、毛囊角化病、大疱性表皮松解症、家族性良性慢性天疱疮、结节性硬化症等，有的皮肤病虽然未归纳为遗传性皮肤病，但也可能与遗传因素有关，如系统性红斑狼疮、银屑病等。

（三）皮肤病发展或加重的因素

1.热水烫洗 急性湿疹和皮炎，患者用热水烫洗时常常感觉舒适，当时虽然可止痒，但烫后毛细血管更加扩张，糜烂、渗出加重。

2.过度搔抓 慢性单纯性苔藓常因不断搔抓而使皮损变厚，皮损变厚又加重了瘙痒，因此形成恶性循环，并易发生继发细菌或病毒感染。一些感染性皮肤病如脓疱疮、扁平疣及传染性软疣等可因搔抓而蔓延发展；银屑病、扁平苔藓等可因搔抓或外伤而发生同形反应使疾病发展。

3.过度洗浴 过度洗浴导致皮肤屏障保湿功能下降后致使病情恶化，如特应性皮炎、乏脂性湿疹、老年性皮肤瘙痒症及冬季瘙痒症等过度洗浴后皮肤会更干燥,瘙痒更重。

4. 食用辛辣刺激性食物　一些变态反应性皮肤病如特应性皮炎、湿疹等可因食用辛辣刺激性食物如酒、辣椒、蒜、葱等,或异种蛋白性食物如羊肉、海洋鱼类等,即所谓"发物",而使病情加重。

5. 紫外线照射　一些皮肤病如光敏性皮肤病(如多形性日光疹)、红斑狼疮等,常因强烈或过长时间的日晒而加重。

总之,皮肤病的病因很复杂,同一疾病在不同的患者中其病因可不同,同一患者的某一皮肤病可由多种不同的因素交互或协同作用所致。皮肤病的发生与发展往往是多种因素的作用。

二、皮肤性病的症状学

皮肤性病的症状包括自觉症状和皮肤损害。

(一)自觉症状

自觉症状是患者主观感觉到的不适,主要有瘙痒、烧灼、疼痛、麻木等。瘙痒是皮肤病最常见的自觉症状,有全身性和局部性。疼痛有刺痛、烧灼痛或闪电式疼痛等。感觉异常有触觉、痛觉、温度觉的减退甚至消失,可产生麻木感、蚁行感。

自觉症状与疾病的性质、严重程度和个体差异有关。同一皮肤病不同患者表现的自觉症状轻重不同。而同一自觉症状有的是由实质性病理变化所致,也有的是精神因素不稳定的结果。

(二)皮肤损害

皮肤损害简称皮损或皮疹,是指可以被视觉和触觉检查出来的皮肤黏膜及其附属器的病变。它分为原发性损害和继发性损害两大类。但两者不能截然分开,如黑变病的色素沉着斑是原发性的,而炎症后的色素沉着斑是继发性。脓疱疮的脓疱是原发性的,而湿疹皮炎继发感染引起的脓疱是继发性损害。

1. 原发损害(primary lesion)　是指皮肤病理改变直接产生的结果。

(1)斑疹(macule):指皮肤颜色的改变,为既不高起也不凹陷,可看见而不可触及的皮疹。斑疹直径一般小于 1cm,直径超过 1cm 者称斑片(patch)。因发生机制不同,斑疹可表现为红斑、色素沉着斑、色素减退斑、色素脱失斑、瘀点、瘀斑等。①红斑(erythema):分为炎症性红斑和非炎症性红斑。炎症性红斑是因炎症使毛细血管扩张充血,皮肤表现为红色,压之褪色,见于湿疹、皮炎;非炎症性红斑不是炎症所致,而是毛细血管增多或扩张所致的红斑,见于鲜红斑痣、毛细血管扩张症。②色素沉着斑(hyperpigmented macule):是色素增加所致,见于黄褐斑、黑变病、固定型药疹等。③色素减退斑(hypopigmented macule)与色素脱失斑(depigmented macule):色素减退斑是色素减少或部分消失所致,见于花斑糠疹、单纯糠疹等。而色素脱失斑是色素大部分或完全消失所致,见于白癜风。④瘀点(petechia)和瘀斑(ecchymosis):瘀点是红细胞外渗到周围组织的皮肤表现。开始为鲜红色斑,压之不褪色,数日后因红细胞破坏留有含铁血黄素而形成黄褐色。瘀点和瘀斑只是大小之分。直径小于 2mm 称瘀点,大于 2mm 称瘀斑,常见于出血性疾病,如过敏性紫癜。

(2)丘疹(papule)和斑块(plaque):丘疹为高出皮面、实性的、直径小于 1cm 的局限性皮肤损害,常见于皮炎、湿疹类皮肤病。直径大于 1cm 者称为斑块,常见于慢性湿疹与银屑病。界于斑疹与丘疹之间稍隆起者称为斑丘疹(maculopapule)。丘疹是由于真皮细胞浸润或表皮增生或代谢产物的沉积所致。丘疹形态呈尖形、多角形、扁平形、半球形等。丘疹顶端有水疱者称为丘疱疹(papulovesicle),常见于湿疹。若丘疹顶端有小脓疱者称为丘脓疱疹(papulo-pustule),常见于脓疱型银屑病。

(3)结节(nodule)与肿块(mass):结节为局限性、实质性、可触及的圆形或椭圆形损害,可隆起于皮面,亦可不隆起但触诊时查出,有一定的硬度,常见于结节性红斑、结节性血管炎、疥疮结节、皮肤钙质沉着症等。若直径超过 2cm 者称肿块(mass),常见于皮肤肿瘤与脂膜炎等。

(4)风团(wheal):由真皮浅层水肿引起的急性、局限性、暂时性、隆起性损害。突然发生,常伴瘙痒。存在时间短暂,数小时内可消退,不留痕迹,呈淡红色、暗红色或中央水肿呈白色、周围血管扩张形成红晕,形状圆形、环形或地图形,常见于荨麻疹。

(5)水疱(vesicle)和大疱(bulla):为局限性、高出皮面、内含液体的腔隙性损害。直径小于 0.5cm 者称水疱,大于 0.5cm 者称大疱。疱内含血液时呈血红色称为血疱(hemorrhagic vesicle)。按水疱发生的位置不同可分为表皮内水疱和表皮下水疱。表皮内水疱见于天疱疮等,疱壁常常薄而松弛。表皮下疱见于类天疱疮、疱疹样皮炎等的水疱,疱壁常常厚而紧张。

(6)脓疱(pustule):为局限性、高出皮面、内含脓液的腔隙性损害。依据脓疱的病因不同,脓疱的大小不等、形态各异、深浅不一。脓疱一般分细菌性脓疱和非细菌性脓疱。细菌性脓疱见于脓疱疮、毛囊炎等,脓液细菌培养阳性。非细菌性者见于角层下脓疱病、脓疱型银屑病等,脓液细菌培养阴性。

(7)囊肿(cyst):是真皮内或皮下的囊性损害,内含液体或半固体物,呈圆形或椭圆形,外表皮肤多正常,触之有囊性感,见于表皮囊肿、多发性脂囊瘤等。

2.继发损害(secondary lesion) 可由原发损害演变而来或由于烫洗、搔抓及治疗不当等原因引起。

(1)鳞屑(scale):为脱落的表皮角质层细胞层状堆积,表皮正常角化过程受到干扰所致。鳞屑的大小、形态及厚薄因不同的皮肤病可不一样,糠秕样鳞屑见于单纯糠疹;云母状鳞屑见于银屑病进行期;鱼鳞状鳞屑见于鱼鳞病;落叶状鳞屑见于剥脱性皮炎。

(2)浸渍(maceration):由于皮肤长时间在水中浸泡或处于潮湿环境中,角质层吸收较多水分后变软、发白、起皱称为浸渍。多发生于指、趾间,浸渍处易发生糜烂和继发感染,常见于指、趾间部位的浅部真菌感染。

(3)糜烂(erosion):表皮或黏膜上皮表浅的缺损,露出红色湿润面,常由水疱、脓疱或浸渍处表皮脱落所致。常见于急性皮炎类皮肤病及寻常型天疱疮。由于缺损部位在表皮基底层上部,可由基底层细胞修复,故愈后不留瘢痕。

(4)溃疡(ulcer):皮肤或黏膜较深的局限性缺损,累及到真皮甚至深达皮下组织。溃疡面可有浆液、血液、脓液或坏死组织。溃疡的大小、形态、深浅和边缘等因其病因不同而异。常见于皮肤组织感染、外伤、血管炎、肿瘤等所致的皮肤组织破坏。因缺损部位深达真皮,故愈后留有瘢痕。

(5)皲裂或裂隙(fissure):为线状的皮肤缺损,可深达真皮,常伴有出血、疼痛。其原因主要是慢性炎症导致皮肤增厚、干燥,使皮肤的弹性减低或消失,再加上外力的牵拉所致。多见于手指、掌跖、口角及肛门等处的慢性炎症性皮肤病。

(6)表皮剥脱(excoriation)或抓痕(scratch mark):因搔抓致使表皮或真皮浅层的缺损,呈点状或线状,表面有淡黄色血清痂或血痂,愈后一般不留瘢痕,但若损伤深达真皮,则愈后留有瘢痕,常见于瘙痒性皮肤病。

(7)痂(crust):皮损表面的浆液、血液、脓液、脱落组织或药物等干涸后凝结而成的附着物。痂的厚薄与渗出物量的多少有关,其颜色因所形成的物质的不同而异。血清痂呈淡黄色,脓液形成的脓痂呈黄色,血液形成的血痂呈暗红色。如果组织坏死形成干燥的黑色痂,称为焦痂(eschar)。

(8)苔藓样变(lichenification):因慢性炎症、经常搔抓、长期刺激等使皮肤局限性增厚,皮沟加深,皮嵴突起如编席样外观。见于慢性皮炎、慢性单纯性苔藓、瘙痒性皮肤病等。

(9)萎缩(atrophy):累及表皮、真皮或皮下组织的退行性变,导致表皮厚度变薄或真皮和皮下结缔组织减少。表皮萎缩呈半透明状,有细皱纹,正常皮纹消失;真皮萎缩呈皮肤表面凹陷而纹理正常;表皮与真皮同时受累时,皮肤凹陷,同时伴有表皮萎缩的特点,真皮内的血管也清晰可见。皮下组织萎缩,系皮下脂肪减少,皮肤凹陷更明显。

(10)瘢痕(scar):为真皮或深部组织受损伤后由新生的结缔组织修复而形成。因表皮及附属器受到破坏,表面平滑、无纹理。比正常皮肤凹陷者称萎缩性瘢痕(atrophic scar);高出皮肤表面者称增生性瘢痕(hypertrophic scar)。

掌握皮肤病的自觉症状和皮肤损害的特点以及分布情况,结合其他检查,有助于疾病的正确诊断。因此临床表现是诊断皮肤病的重要依据。

第二节　皮肤性病的诊断及实验室诊断技术

诊断对疾病的防治非常重要,有了正确的诊断,才能进行有效的防治。皮肤病的诊断步骤与其他学科一样,必须根据病史、体格检查及实验室检查进行综合分析,但也有其特点。

一、病史

与其他学科一样,应包括患者之年龄、性别、职业、籍贯、种族、婚姻状况等一般资料。

1.现病史
(1)疾病最初发生时的特点。
(2)皮损的部位,发生的先后次序。
(3)疾病发展情况,有无加重、缓解或复发。
(4)病程中皮损特点是否曾发生变化。
(5)有无全身症状及局部症状。
(6)病期。
(7)激发因素——使病损加重或减轻。
(8)治疗情况,用过哪些药物,疗效如何,有无副作用。包括自购药物的治疗。
(9)详细询问病因,包括内因、外因及诱因。

2.既往史 曾患疾病,有无类似病史及药物过敏史等。

3.家族史 对一些遗传性疾病或传染性疾病需详细询问家族史,健康状况如何,有无近亲结婚史等。

4.个人史 生活习惯、饮食习惯、嗜好、月经、婚姻、生育情况、国外生活或旅游史等。

二、体格检查

人是有机的整体,皮肤病往往是全身性疾病的一种反映,因此必须有一个整体观念,必要时要做全身体格检查。

(一)视诊

检查皮肤时光线要明亮,最好是自然光。对皮损分布较广的皮肤病,应检查全身的皮肤。除皮肤外,还应检查患者的毛发、指(趾)甲及黏膜。对怀疑为接触性皮炎及寄生虫性皮肤病(如虱病)者还要检查其衣服。

1.视诊注意点

(1)明确损害的性质:是原发疹还是继发疹;是一种损害还是多种损害同时存在。

(2)分布:皮损是全身性还是泛发性;是对称性还是单侧性;是局限性还是播散性;是沿神经分布、沿血管分布还是按皮区分布。

(3)排列:散在或融合;孤立或群集。是否排列成线状、带状、环状、弧状或不规则。

(4)大小:用直径是几厘米、几毫米来表示,或用针尖,针头、绿豆、黄豆、核桃及鸡蛋大小等实物来比喻。

(5)数目:单发或多发;数目多少最好用数字来标明。

(6)颜色:正常皮色,红、黄、紫、黑、蓝、白等色(表1-1)。

表1-1 皮肤损害的颜色及举例

颜色	举例
黑色	黑素,如某些痣、黑素瘤;外源性颜色,如文身、铅笔/墨水;外源性化学物,如硝酸银、金盐;深在的血管或黑素,如血管瘤、蓝痣
蓝灰色	炎症性疾病,如羊痘;药物引起的色素,如吩噻嗪、米诺环素
深棕色	靠近皮肤表面的黑素,如大多数的黑素细胞痣;外源性色素,如地蒽酚染色
灰棕色	靠近皮肤表面的黑素,如雀斑样痣、雀斑
褐色	真皮表层黑素,如炎症后色素沉着
紫色	血管损害,如血管瘤;其他毛细血管扩张明显的疾病,如冻疮性狼疮(慢性结节病)、皮肌炎
暗蓝色	氧合血红蛋白量减少,如动脉供血不足,中央性发绀,正铁血红蛋白血症
紫色及淡紫色	扁平苔藓、硬斑病斑块的边缘、结缔组织病,如皮肌炎
粉红色	很多发疹性疾病及常见病如银屑病
红棕色	炎症性皮肤病,如脂溢性皮炎、二期梅毒;含铁血黄素,如色素性紫癜性皮病
猩红色	动脉血供给充足的损害,如化脓性肉芽肿;碳氧血红蛋白,如一氧化碳中毒
橙色	含铁血黄素,如金黄色苔藓;炎症性疾病,如毛发红糠疹
黄白色/黄粉红色	黄瘤类疾病
黄橙色	胡萝卜素血症(摄入胡萝卜,黏液性水肿)

颜色	举例
黄绿色	黄疸
绿色	外源性色素,如铜盐
白色-象牙色	硬化性萎缩性苔藓、硬斑病
白色(或浅粉红色,决定于血液供给)	白癜风,贫血痣,动脉供血不足,化学脱色

（7）边缘及界限:清楚、比较清楚、模糊、整齐、隆起、凹陷等。

（8）形状:圆形、椭圆形、多角形、弧形、线状、环状、不规则等(表1-2)。

表 1-2　皮疹的主要形状及举例

形状	举例
盘状(钱币状)	盘状湿疹、银屑病
花瓣状	躯干部的脂溢性皮炎
弓形	麻疹
环状	体癣、环状肉芽肿
多环状	银屑病
青斑	热激红斑、结节性多动脉炎、其他型的血管炎
网状	口腔扁平苔藓
靶状	多形红斑
星状	脑膜炎球菌败血症的损害
线状	同形反应(扁平苔藓或银屑病搔抓后)
匐形状	皮肤幼虫移行症
螺纹状	表皮痣、色素失禁症后期

（9）基底:宽阔、狭窄、蒂状等。

（10）表面:光滑、粗糙、扁平、隆起、中央脐窝、乳头状、菜花状、半球形、圆锥形等。

（11）湿度:潮湿、干燥、浸渍等。

（12）鳞屑或痂:油腻、脆、黏着、糠秕样、鱼鳞状、云母片样及叠瓦形等。

（13）内容(指水疱、脓疱、囊肿等):清澈、浑浊、血液、浆液、黏液、汗液、脓、皮脂、角化物及异物等。

（14）与皮面的关系:高出皮面、低于皮面或与皮面平行。

（15）部位:暴露部位、遮盖部位、伸侧、屈侧、间擦部、皮脂分泌多的部位、皮肤黏膜交界部位等。

2.损害的形状与排列　皮损的形状与排列有助于皮肤病的诊断,常见下列几种。

（1）线状损害及线状排列:①由于同形反应或自身接种所致的,如银屑病、传染性软疣等。②由于先天发育的因素,如线状痣、色素失禁等。③由于血管淋巴管的分布关系,如血栓性静脉炎、孢子丝菌病等。④由于外因引起的,如人工性皮炎、接触性皮炎、隐翅虫皮炎等。⑤其他原因如线状苔藓、线状神经性皮炎、线状硬皮病、线状红斑狼疮等。

（2）环状、弧形损害及环状、弧状排列:当一圆形损害向周围扩展,而中心消退时可形成一环状损害。环状损害中的一个特殊型是虹膜状损害,它由红斑性环状斑疹或丘疹组成,其中心有一紫色的丘疹或水疱,是多形性红斑的特征性损害。

有红斑、紫癜或真皮水肿者:①离心性环状红斑。②慢性游走性红斑。③风湿性边缘性红斑。④多形红斑。⑤Majocchi环状紫癜。⑥荨麻疹。

真皮有肉芽肿性改变者:①环状肉芽肿/类脂质渐进性坏死。②麻风。③寻常狼疮。④结节病。⑤三期梅毒皮肤损害。

表皮真皮均有病变者:①扁平苔藓。②蕈样肉芽肿。③玫瑰糠疹。④汗孔角化症。⑤银屑病。⑥脂溢性皮炎。⑦角层下脓疱病。⑧二期梅毒皮疹。⑨体癣。

(3)损害呈群集性排列:丘疹、风团、结节及水疱可呈群集排列。水疱呈簇状或成群排列时,称为疱疹样型,如单纯疱疹、疱疹样皮炎、疱疹样脓疱病等。带状疱疹之水疱随一皮节(dermatome)而排列成带状,称为带状样型。伞状(corymbiform)系指一种群集的排列,其中央的损害成簇,周围有单个散在的损害,如寻常疣。

无一定型的群集损害可见于扁平疣、扁平苔藓、荨麻疹、虫咬症、平滑肌瘤及局限性淋巴管瘤。

(4)网状排列:血管扩张呈网状者,如火激红斑、网状青斑及大理石样皮肤(cutis marmorata)。网状损害伴有萎缩、毛细血管扩张、色素沉着及色素减退者,见于皮肤异色症中。

3.皮损的分布 很多皮肤病皮损的分布有一定的规律性,可呈全身性、局限性、泛发性、对称性、双侧性、单侧性、沿血管分布、沿神经分布或按皮节分布。

全身性分布系指全身皮肤、毛发及指(趾)甲均受累。双侧性及对称性分布的皮损常由内因引起,提示病理因子通过血行播散,如药物过敏及变应性血管炎。局限性分布者及分布于露出部位者多与接触外部因素或日光照射有关。某些皮肤病往往好发于一定的部位,大疱性表皮松解症发生于皮肤经常受摩擦或反复受外伤的部位;念珠菌病主要局限于皮肤黏膜温湿处,如腋下、腹股沟、臀沟及口腔;扁平疣好发于面部和手背;寻常痤疮好发于面部和胸背部;单纯疱疹好发于黏膜与皮肤交界处等。

某一部位常见为几种疾病所侵犯,因此在某部位发生皮损时应多考虑某几种疾病的可能。现将常见者分述如下。

头部:脂溢性皮炎、银屑病、头癣、各种脱发、毛囊炎、疖病、外毛根鞘囊肿、疣、头虱、湿疹、脓疱疮等。

面部:痤疮、扁平疣、脂溢性皮炎、黄褐斑、白癜风、丹毒、婴儿湿疹、接触性皮炎、红斑狼疮、皮肌炎、麻风、酒渣鼻、单纯疱疹、带状疱疹、冻疮、睑黄瘤、汗管瘤、毛发上皮瘤、日光性皮炎。

唇部:单纯疱疹、血管性水肿、皮脂腺异位、剥脱性唇炎、腺性唇炎、扁平苔藓、红斑狼疮、黏膜白斑。

舌部:白斑病、地图舌、扁平苔藓、癌。

颈部:慢性单纯性苔藓、毛囊炎、接触性皮炎、瘰疬性皮肤结核、花斑糠疹、光化性肉芽肿、匍行性穿通性弹力纤维病、放线菌病。

躯干部:玫瑰糠疹、银屑病、脂溢性皮炎、荨麻疹、带状疱疹、体癣、疱疹样皮炎、药疹、痱、体虱。

乳部:湿疹、Paget病、传染性湿疹样皮炎、擦烂。

腋部:多汗症、臭汗症、疥疮、癣菌病、Fox-Fordyce病、脂溢性皮炎、红癣、玫瑰糠疹、化脓性汗腺炎。

腹股沟及臀部:股癣、疖、湿疹、皮肤结核、间擦疹。

生殖器与肛周:黏膜白斑、念珠菌病、单纯疱疹、扁平苔藓、硬化萎缩性苔藓、接触性皮炎、尖锐湿疣、疥疮、阴虱。

下肢:湿疹、紫癜、痒疹、扁平苔藓、胫前黏液性水肿、静脉曲张性湿疹及溃疡、银屑病、皮肤淀粉样变、虫咬皮炎、鱼鳞病、硬红斑、结节性红斑。

前臂和手:癣、湿疹、疥疮、多汗症、多形红斑、汗疱疹、接触性皮炎、放射性皮炎、环状肉芽肿、扁平苔藓、孢子丝菌病、烟酸缺乏症、冻疮。

足部:癣、鸡眼、胼胝、多汗症、湿疹、冻疮、接触性皮炎、跖疣、麻风。

单个皮损可呈不同的颜色。虽然很多皮损为红色并有鳞屑,彼此很相似,但很多皮肤病有其独特的颜色,可帮助识别:如毛发红糠疹及胡萝卜素血症手掌呈橘黄色,类脂质渐进性坏死及黄色瘤有带黄色的色泽。在某些病种,可有几种颜色特殊的结合,可帮助诊断,如扁平苔藓的紫红色皮损,消退时留有持久的棕色斑。

皮肤的颜色可被光散射而有很大的改变,如鳞屑可呈白色,深部真皮中黑色素可呈蓝色。

(二)触诊

1.坚硬度 坚实或柔软。

2.与周围组织关系 与其下组织粘连、固定、可以推动等。

3.温度 升高或降低。

4.附近淋巴结 有无肿大、触痛。下列皮肤病可引起淋巴结肿大。

(1)感染:特别是①脓毒症、丹毒、一期梅毒等可引起局部淋巴结肿大。②HIV感染,常伴有不常见的皮肤病。③传染性单核细胞增多症。④二期梅毒。

(2)慢性炎症皮肤病特别是表皮剥脱的红皮症。

(3)恶性肿瘤:淋巴瘤及转移瘤(特别是黑素瘤)。

(4)结节病。

(5)系统性红斑狼疮。

(三)其他物理检查

1.玻片压诊法 将玻片用力压在病损上至少10~20s,一般的炎性红斑、毛细血管扩张或血管瘤会在压力下消失,而瘀点、色素沉着就不会消失。寻常狼疮的结节用玻片压后出现特有的苹果酱颜色。贫血痣用玻片压后可消失。

2.皮肤划痕试验 用钝器划皮肤,可在钝器划过处先产生红色线条,再在红色线条两侧出现红晕,接着划过处出现隆起、苍白色风团状线条,此现象称为皮肤划痕症(dermographism)。用钝器划色素性荨麻疹患者的棕色或红棕色斑,可出现风团,称为Darier征(Darier sign)。

3.Köbner现象(Köbner phenomenon)或同形现象(isomorphic phenomenon) 即正常皮肤在受非特异性损伤后可诱发与已存在的某一种皮肤病相同的皮肤变化(皮损),最特征的见于银屑病,也见于扁平苔藓、湿疹的急性期及某些其他皮肤病。具有损伤性的光照及热可引起很多皮肤病的暴露部位皮损加重。

4.感觉检查 包括触觉、温觉及痛觉。

三、实验室检查

很多皮肤病根据临床症状及体格检查就可以做出诊断,但在某些病例中则尚需做实验室检查才能做出诊断。此外,实验室检查还可作为观察疾病发展、治疗中有无副作用及疗效的指标。以下详述皮肤科相关实验室细胞学检查。

1.细胞学诊断 在皮肤科中细胞学诊断用于大疱性疾病、病毒引起的水疱性疾病及某些皮肤肿瘤如基底细胞癌、鳞状上皮细胞癌等,但它不能取代皮肤的组织病理检查,因后者可提供更完全的资料;更不能作为恶性肿瘤的常规诊断手段,因其有引起肿瘤细胞发生播散的危险性。其方法如下。

(1)水疱性损害:一般应选择小的、早期的及无感染的水疱,剪去疱顶,疱底面用消毒纱布吸干,然后用钝刀轻刮底面取材,以不出血为度。将刮取物很薄地涂于玻片上。在红斑性天疱疮或增殖性天疱疮中,必须先将其表面的痂去除后再取材。

(2)肿瘤:溃疡性肿瘤先去痂,再用钝刀或刮匙取材;未破溃的肿瘤,可用尖刀切开,再刮取材料,或用注射针头垂直刺入损害中,然后用针筒抽取材料,涂于玻片上。用尖刀切开或针头刺入取材时,均不宜过深,尽量避免出血。如所取的材料较大,可先用两张玻片紧压后再作涂片。

以上两种损害还可采用印片法来取材,即用消毒玻片在疱底面、溃疡面紧压一下而获得所需的材料。

用上述方法制备的涂片在空气中干燥后染色,作镜检。也有人主张涂片应立即用无水酒精固定 2min,再染色做镜检。染色可用 Giemsa 染色、HE 染色或 Pappenheim 染色。

2.Sézary 细胞检查 取患者耳垂血作涂片,立即在空气中干燥,用甲醛固定,再用 0.1% 淀粉酶消化 30~60min,PAS 染色后作镜检。Sézary 细胞之特征为,细胞核大而扭曲,核周有一圈狭窄的胞质,胞质中有空泡及伪足,其中含有 PAS 染色阳性的颗粒状物质,排列成项链状,此物质为耐淀粉酶消化的中性黏多糖。

四、皮肤试验

用以测定被试者对某些物质(如花粉、细菌、食物、药物、化学品)是否过敏,是否感染了某些传染病,目前还常用来测定机体的免疫功能。被试物质(变应原)可分为特异性及非特异性两种,前者用于测定对某种物质是否过敏,或是否感染了某种传染病;后者用于测定机体的免疫功能。常用的试验如下。

(一)斑贴试验

用于寻找某种引起接触性皮炎的刺激物或致敏原。

1.方法 在前臂内侧皮肤进行,将斑试器(标准芬兰小室)标好顺序;将斑试物放于斑试器小室中,将加有变应原的斑试器用胶带敷贴于上背部或前臂屈侧,用手掌轻轻按压几次,使之均匀贴敷于皮肤上。

2.结果 斑贴 48h 后除掉斑试胶带,间隔 30min 待斑试器压痕消失后判定反应强度。如

结果为阴性,为避免遗漏迟发反应,可于72h和96h分别再观察一次结果。反应标准如下:

（一）无反应。

（±）淡红斑、无浸润。

（＋）红斑、浸润、丘疹。

（＋＋）红斑、水肿、丘疹、小水疱。

（＋＋＋）在红斑、水肿上出现大水疱。

（二）划痕试验

测定被试者对某种物质是否过敏,用于荨麻疹、特应性皮炎、药物性皮炎及食物过敏等疾病;对高度敏感者可有危险性,宜慎重。

1.方法　在前臂内侧皮肤进行,如同时需用多种变应原作试验时,也可用上臂外侧或背部皮肤。消毒皮肤后,用针尖在皮肤上划一0.5～1cm长的条痕,以不出血为度,将试验物滴于其上,轻擦之。如同时用多种变应原作试验,划痕间应有4～5cm的距离。试验时必须有对照。

2.结果　通常在试验后20min观察结果,并将试验物擦去洗净。反应标准如下:

（一）无红斑、风团。

（±）水肿性红斑或风团,直径<0.5cm。

（＋）风团有红晕,直径等于0.5cm。

（＋＋）风团有明显红晕,直径0.5～1cm,无伪足。

（＋＋＋）风团有显著红晕及伪足,直径>1cm。

（三）皮内试验

适应证同划痕试验。但必须注意,对高度敏感者,其危险性比划痕试验更大,试验时必须做好处理严重反应的急救准备。

1.方法　前臂内侧或上臂外侧(同时用多种变应原作试验时)皮肤消毒后,用结核菌素注射器皮内注射0.1mL适当浓度的变应原,使成直径0.3～0.4cm的丘疹。应注意避免注入皮下及针头与注射器连接不紧而漏液。同时用多种变应原作试验时,两个注射部位之间应有4～5cm的距离。试验时也必须有对照。

2.结果　分为即刻反应和迟发反应两种。即刻反应通常于15～30min内出现反应,如有风团发生,即为阳性。迟发反应通常于几小时至24～48h后才出现反应,如有浸润结节,即为阳性。

（四）点刺试验(prick test)

是皮内试验的改良。

1.方法　患者上肢屈侧皮肤用75％乙醇消毒后,将少量的测试液滴在皮肤上,用锐针垂直通过该液刺破表皮2～3mm。如需做多个点刺,点刺间的间隔为2～3cm。以生理盐水为阴性对照。

2.结果　15min后观察结果,测量红斑大小与风团,与阴性对照相比较。

（一）:无红斑或风团。

（±）:红斑直径<1cm,无风团。

（＋）:红斑直径≥1cm,伴轻度风团。

（＋＋）:红斑直径约 2cm,伴风团。

（＋＋＋）:红斑直径＞2cm,及(或)伪足。

此试验的结果重复性好,便于作常规的过敏试验。用点刺试验的测试液作皮内注射,可发生危险。

(五)改良的点刺试验(modified prick test)

消毒皮肤后,将一滴测试液置于皮肤上,用一锐针几乎是垂直的通过测试液,非常浅的刺入皮肤,将表皮挑起一个小突起。此试验比通常的点刺试验稍敏感,但其重复性不如后者好。

(六)结核菌素试验

可协助结核病的诊断。皮肤结核病患者对结核菌素的反应一般比其他内脏结核病强,特别是丘疹坏死性结核疹、硬红斑及瘰疬性苔藓,但苔藓样结核疹患者抵抗力低,反应可阴性。对具有免疫缺陷或免疫功能低下的患者可用之测定其细胞免疫功能。常用的试验物有旧结核菌素或纯蛋白衍生物(PPD)。

1.方法　常用皮内注射法。将旧结核菌素用含有 0.3％苯酚(石炭酸)的生理盐水稀释成不同浓度:1∶100、1∶1000、1∶1 万、1∶10 万,即每 0.1mL 中分别含旧结核菌素 1mg、0.1mg、0.01mg 和 0.001mg。在皮肤科,旧结核菌素试验一般第一次用 1∶10 万稀释液,以防发生严重的全身反应或坏死性的皮肤反应。PPD 的用量,第一次试验液为每 0.1mL 中含 0.00002mg(相当于旧结核菌素 1∶1 万),第二次试验液为每 0.1mL 中含 0.0001mg。

注射后 48～72h 看结果,如 48h 结果不清楚,应以 72h 的结果为准。阴性者用高一级的浓度再试,直到 1∶100 稀释度(旧结核菌素)为止。

2.结果

(1)局部反应。

（－）局部无红晕及硬肿。

（±）红晕及硬肿直径＜0.5cm。

（＋）红晕及硬肿直径为 0.5～0.9cm。

（＋＋）红晕及硬肿直径为 1～1.9cm。

（＋＋＋）红晕及硬肿直径＞2cm。

（＋＋＋＋）除红晕及硬肿外,还有水疱或坏死。

(2)病灶反应:局部病灶及皮损恶化。

(3)全身反应:可有发热、全身无力、食欲减退等症状。

(七)癣菌素试验

协助皮肤癣菌病及癣菌疹的诊断。阳性反应表示既往或现在有皮肤癣菌感染,而阴性反应则不能除外皮肤癣菌的感染。目前还用之来测定机体的细胞免疫功能。

1.方法　将癣菌素溶液稀释成 1∶50 或 1∶100 的浓度,在前臂内侧皮内注射 0.1mL。注射后 24～48h 观察反应。同时用生理盐水作对照。

2.结果　阳性时在注射处出现直径 1cm 的浸润性红斑或结节。

(八)Kveim 试验

有助于确诊活动性的结节病。活动性患者 75％试验阳性,病期长者阳性率下降,缓解时转为阴性,皮质类固醇可抑制阳性反应的发生。

1.方法 取结节病患者之皮损、淋巴结或脾脏捣碎成匀浆,以生理盐水稀释成10%混悬液,过滤,消毒,加入0.5%苯酚即可作为抗原备用。试验时在前臂内侧皮内注射抗原0.1~0.2mL。

2.结果 注射后2~3周,注射处出现红斑和硬结,并逐渐明显。6周后切除硬结,作病理切片,如呈典型的结节病组织病理象,即为阳性。

(九)即刻风团试验

用于检测IgE抗体。被动转移试验可用于检查循环IgE,但已不推荐用之,因有发生血清性肝炎或HIV感染的危险。IgE抗体在发生花粉症(曾称枯草热)、哮喘、特应性皮炎及过敏性反应中起作用,特别见于特应性背景的个人或家族的患者中。在这些患者中常对很多抗原的皮肤试验呈阳性,但必须与其病史相联系。这些试验主要用于评价花粉症及哮喘,但对特应性皮炎的价值则有限,对诊断荨麻疹则更差,假阳性与假阴性反应很常见。

在试验中可发生严重的全身性反应,甚至致命的反应(极罕见),因此在做试验时应准备好肾上腺素及氢化可的松以作抢救用。

检测循环抗体的替代方法有放射变应原吸附试验(radioallergosorbent test,RAST)及酶联免疫吸附试验(ELISA),RAST与皮肤试验相关性较好,特别适用于:①对幼童的检测。②对用一些变应原做划痕试验有危险者。

五、特殊检查

(一)滤过紫外线检查(Wood灯检查)

采用通过含氧化镍的滤玻片而获得的320~400nm长波紫外线对某些皮肤病作检查,有助于这些皮肤病的诊断和治疗。

1.头癣的诊断与防治 用Wood灯检查,黄癣的病发呈暗绿色荧光,白癣病发呈亮绿色荧光,因此可有助于黄癣及白癣之鉴别及判断疗效。还可对头癣的接触者检查,而有助于头癣的防治。

2.其他真菌、细菌感染的诊断 在Wood灯下,红癣呈珊瑚红色荧光,绿脓杆菌感染因有绿脓青素而呈黄绿色荧光,花斑糠疹可发生棕黄色荧光,腋毛癣呈暗绿色荧光。

3.检查卟啉类物质 迟发性皮肤卟啉症的尿、粪或偶尔其疱液,红细胞生成性卟啉症的牙齿,原卟啉症的血,在Wood灯下呈淡红、红色或橙红色荧光。有细菌感染的小腿溃疡可能由于产生原卟啉及粪卟啉在Wood灯下也可呈红色荧光。

4.皮肤肿瘤 某些恶性皮肤肿瘤,特别是鳞状细胞癌在Wood灯下呈鲜红色荧光,基底细胞癌则不发生荧光。

5.检查人体中的药物 某些药物在人体中,用Wood灯照射也出现荧光反应,如服四环素者的牙齿,服阿的平(米帕林)者的指(趾)甲等。

6.有助于色素性皮肤病的诊断 在Wood灯下,某些皮肤病如白色糠疹、结节性硬化症及花斑糠疹等的色素减退斑较易与正常皮肤的颜色相区别。某些轻型或有怀疑的局限性色素增加性疾病如雀斑、着色性干皮病或多发性神经纤维瘤的咖啡色斑等,在Wood灯下色素的增多可变得更明显。区别白癜风与贫血痣,白癜风由于表皮黑素的丧失,在Wood灯下皮肤区脱色加强;贫血痣是由于局部真皮血管收缩,而其上面的表皮色素是正常的,因此在

Wood 灯下贫血痣的苍白斑完全消失。

7. 接触性皮炎　可检出在皮肤上或在化妆品与工业品中发荧光的接触致敏原,在有些病例可确定发荧光致敏原在身体上、物品上的分布,如圆珠笔油、伊红及呋喃并香豆素,还可检出一些光敏性的荧光物质,如带卤素的水杨酰苯胺及沥青的成分。

8. 皮肤上的矿物油　可检出即使经过清洗仍持续存在于毛囊中的矿物油,可用 Wood 灯来评价屏障性霜剂的价值。

9. 其他用途　静脉注射荧光素后计算血液循环时间,检查隧道中的荧光素来确认疥疮,通过在外用药中掺入荧光物质来做双侧临床试验的对照,以及用荧光"标记物"来研究皮肤穿透性及表皮更新。

(二)角质层细胞及皮肤表面微生物的检查

此方法是一种检查角层细胞的快速及比较简单的方法。在玻片上贴一张特殊的不干胶纸或双面胶带,将之压在皮肤上,取下、染色,在显微镜下检查角质细胞及细菌、真菌或常驻的糠秕孢子菌。

(三)皮肤窗技术

用一解剖刀将一数平方毫米的皮肤表面刮去,在其上滴加试验溶液,再覆盖玻片,在不同的时间间隔(如 3h、6h、12h、24h、48h)取下盖玻片并立刻覆盖另一盖玻片。将取下的盖玻片染色(一般的血液学染液),可对不同时间间隔的细胞反应做出评价。

(四)毛细血管镜检查

是利用毛细血管镜(也可用改装的普通显微镜)检查皮肤毛细血管的一种方法。某些皮肤病如红斑狼疮、皮肌炎、硬皮病、银屑病等在疾病过程中有毛细血管的改变,经治疗后可发生好转,因此可用之来协助诊断、鉴别诊断及评价疗效。

一般在患者手指甲缘处或皮损处进行观察。放大倍数从 12 倍至 60 倍不等,不宜过高。用一较强的光源,以 45°角度从上面照到受检部位;如用改装的普通显微镜,需要用一绿色隔热滤片,以防止光源的热度使毛细血管扩张。受检部位应加一滴显微镜油,使受检部位表面平滑,减少反射,光线较易透入。毛细血管为 $8 \sim 15$ 个 $/mm^2$,大多数呈发夹形。某些皮肤病时可呈各种畸形,如过度弯曲、扭结、分支。乳头瘤时形成梅花形,排列不整齐。毛细血管可分为动脉段、顶端及静脉段。动脉段直径为 $9 \sim 25 \mu m$,静脉段为 $9 \sim 40 \mu m$,顶端为 $13 \sim 40 \mu m$。动脉段一般都比静脉段细,静脉段血管进入乳头下血管丛,后者一般观察不到。毛细血管祥的长度为 $0.1 \sim 0.25 mm$,有时可呈多层排列。正常血流状态多呈线形,持续向前运动,有时可以看到一段为血细胞,继之一段为血浆。在不正常时血细胞可聚集呈颗粒状、絮状或散在分布在血液中。

由于正常人毛细血管有很大的变异,而且同一个体全身各处皮肤毛细血管也有较大的变异,因此评价结果时要慎重。

(五)皮肤镜检查

也称落射光显微镜检查(epiluminescence microscopy,ELM),是简单放大镜的扩展,它具有内置的照明系统,检查时在皮损上加一滴油,以增加角层下结构的能见度。

1. 工作原理　用一显微镜从一个锐角将光照射到皮损上,皮损上加一滴油,盖上一玻片,并轻压以消除皮损表面的反射光,使射入的光吸收、散射及皮肤表面下的结构发生反射。加浸油后角质层呈半透明,使观察者能穿过表皮看到表皮真皮交界处,在色素很少的皮损甚至可看到表皮真皮交界处的下面。因此皮肤镜检查代表真正的、非侵袭性的、在活体内的、皮肤浅层的显微镜检查。

2.技术设备 皮肤镜可用双目立体显微镜,放大倍数从6倍到80倍,可装摄像系统,以便即刻照相。但其缺点是体积大、质量重及价格高。皮肤镜也可用手提式显微镜,为小的单目镜,易于操作,配以消色差镜头,可放大10倍,有内置式光源,照射角为20°,以电池为电源。手提式皮肤镜虽然倍数低及只能二维观察,但其优点是价廉及便于临床应用。

3.临床应用 临床上可检查表皮及浅层真皮中黑色素的分布,主要用于诊断一些可疑的色素性皮损,特别是用于区别良性黑素细胞性损害与黑素瘤。其图像可直接观察,照相或用数码系统记录,随后作分析或序列分析。

皮肤镜检查所见的为一些形态各异的表现,这些表现有其相应的组织病理学变化,这些表现有以下几种:色素网(pigment network)、弥漫性色素沉着(diffuse pigmentation)、棕色小球(brown globules)、黑色小点(black dots)、放射状条纹与伪足(radial streaming and pseudo-pods)及灰蓝色幔(gray-blue veil)。分析这些表现可增加诊断黑素瘤的准确性。

已设计出记分系统,如ABCD皮肤镜记分(ABCD dermatosopy score),评估皮损的不对称性(A,asymmetry)、边界(B,border)、颜色(C,color)、皮肤镜下的结构(D,dermatoscopic structures)以及7种结构(seven-point check list)。简化了标准的皮肤镜下结构表现的分析,这些记分系统易学、易用,能很快计算出记分,对诊断黑素瘤较可靠。还开发出了电子计算机处理影像分析系统,以助于区别良性黑素细胞性损害与黑素瘤,色素细胞性与非色素细胞性皮损,避免不必要的切除过多的良性损害。皮肤镜检查也可用于确认疥疮的隧道及疥虫,区分血管瘤、血管角化瘤,以及将色素细胞性损害与色素性基底细胞癌及脂溢性角化病区分开来。

(六)共聚焦激光扫描显微镜检查

是近年来发展的无损伤性的皮肤影像学技术,又称皮肤在体三维影像分析系统、皮肤CT,可对皮肤深层结构进行检查,对皮肤病的损害进行诊断、鉴别诊断、疗效评价及预后判断,具有重要的价值。

1.工作原理 此系统由光学显微镜、激光光源、扫描装置、检测器、计算机系统、图像输出设备和共聚焦系统等部分组成。采用激光点光源代替传统的光镜的场光源,点光源可通过对样品进行左右扫描来获得标本同一横断面的图像,也可上下移动对皮肤不同层面(深度可达$400\mu m$)进行聚焦成像,即对细胞或组织厚片进行类似CT断层扫描的无损伤性连续光学切片(optical sectioning),连续光学切片经过计算机三维重建处理,能够从任意角度观察标本的三维剖面或整体结构,因此该项技术被称为皮肤CT。皮肤CT图像是基于细胞器和组织结构自身的折射率不同致使反射系数不同而得以实现高分辨率;皮肤组织中黑素和角蛋白具有较高的折射率。折射率高的结构对比明亮,低折射率结构则呈灰暗。

2.CLSM的优点

(1)无损伤性,检查不会造成肿瘤的转移,患者无痛苦。

(2)可实时动态地进行监测,可对同一皮损进行多次成像,对皮损的发展、治疗效果进行观察,还能观察皮肤血流的动态变化。

（3）当常规组织病理检查难于确定取材部位时，CLSM在一次检查中可观察许多可疑病灶。

（4）成像迅速，数据易于存储，输出和日后分析。

3.在皮肤科的应用

（1）实时动态检测/监测药物经皮输送的过程、评价不同药物、不同剂型经皮吸收的效率。

（2）实时动态地对表皮和真皮乳头层细胞进行逐层扫描，检测细胞器超微结构，检测/监测伤口愈合的过程。

（3）用于皮肤病的诊断、鉴别诊断、疗效评价及预后判断。①皮肤肿瘤或癌前期性皮损的诊断，疗效及预后评价。②对变应性接触性皮炎和刺激性接触性皮炎进行鉴别诊断。③对皮肤血管进行研究，如观察鲜红斑痣治疗前后血管内的血流变化来监测疗效。④感染性皮肤病的检测，如甲真菌病可在体或离体（剪下的指甲或碎屑）实时快速确认分支的菌丝和炎性浸润。毛囊炎的图像可见脓疱、炎性浸润、海绵水肿和毛细管扩张，与常规病理变化基本一致。

CLSM已在皮肤科临床得到了应用，但还存在一些问题，扫描的深度为$400\mu m$，还不能达到真皮网状层和皮下组织，其图像质量尚不能与组织切片相比较等，尚待进一步研究。

六、放射学及影像学检查

在皮肤科中有重要的作用，因为皮肤很容易看到并触摸，超声、磁共振成像，甚至正电子发射断层显像（positron emission tomography，PET-CT）可用于临床检查诊断，但更常作为研究工具。可用于准确检测硬皮病皮损的厚度，严重型蜂窝组织炎的感染程度或肿瘤范围；还可用于检查神经纤维瘤病的中枢神经系统受累、皮肌炎的肌肉改变。

淋巴闪烁造影术（lymphoscintigraphy）可对肿胀的下肢淋巴系统作功能评价。治疗小腿静脉溃疡时在用高压绷带前，对下肢外周的动脉作多普勒评价（Doppler assessment）是一项很重要的技术。

七、口服激惹试验

有时需用口服一种药物、食物或化学制剂来确定一种皮疹的诊断或肯定其确切的病因。这些试验用于下列情况：

（1）确定药疹的病因或从一些药物中或复合药物中决定其某一种成分为药疹的病因。但是此试验仅用于所给的药物或选择的剂量不会引起严重的反应。此方法对证明固定性药疹是很有用的，但是如果药物反应为全身性的或急性的，则不应用之。

（2）寻找食物过敏原。对食物过敏的患者，为发现其对哪一种特殊的食物过敏，可以每次只食一种食物来确定其过敏的食物。当发现对某一种食物过敏后，再给患者吃此食物来加以证实，因此在给此食物时应加以伪装，使患者不能认出是这种食物。

此试验可用于特应性皮炎、慢性荨麻疹以及与过敏有关的皮肤病。此试验应小心地进行，而且要有较好的对照，并且取得患者的合作，才有价值。

（3）确定添加剂在慢性荨麻疹或血管性水肿中的作用，特别是苯甲酸盐及抗氧化剂的作用，但其可靠性还不完全肯定。

第三节　皮肤性病的治疗与预防

皮肤性病的治疗主要有内服药物、外用药物、物理治疗和皮肤外科治疗。

一、皮肤性病的内用药物疗法

皮肤性病的常用内服药物主要包括以下几类。

（一）抗组胺类药物

抗组胺类药物(antihistamine drugs)根据药物与组胺竞争靶细胞受体的不同,分为 H_1 受体和 H_2 受体拮抗药两大类。

1. H_1 受体拮抗药　H_1 受体拮抗药种类繁多,大多具有与组胺相同的乙基胺结构,即—CH_2—CH_2—$N=$,能与组胺竞争 H_1 受体,从而消除组胺引起的毛细血管扩张、血管通透性增高、平滑肌收缩及腺体分泌增加等作用而发挥治疗效果。H_1 受体拮抗药根据其拮抗受体的选择性、中枢镇静作用的强弱、持续时间的长短不同分为第一代和第二代 H_1 受体拮抗药。

（1）第一代 H_1 受体拮抗药:这类药物对 H_1 受体选择性较差,除有抗组胺作用外,还有阻断乙酰胆碱、$α$ 肾上腺素及色胺能受体的作用。由于此类药物具有脂溶性,能通过血脑屏障,因而有抗震颤麻痹、止吐、抗眩晕、便秘、口干、局麻及嗜睡等作用。口服以后经胃肠吸收,15～30min 即可起效,1～2h 达高峰,持续 4～6h,药物经肝脏代谢,24h 内由肾脏完全排泄。常用的 H_1 受体拮抗药见表1-3。

表1-3　第一代 H_1 受体拮抗药

药名	规格	用法	不良反应及注意事项	特殊功效
氯苯那敏(扑尔敏)(chlorphenamine)	4mg/片 10mg/mL	口服:4mg,3 次/d 儿童:0.35mg/(kg·d) 肌肉注射:10mg,1～2 次/d	嗜睡、困倦、咽喉痛	
苯海拉明(diphen-hydramine)	25～50mg/片 20mg/mL	口服:25～50mg,3 次/d 肌肉注射:20mg,1～2 次/d	用药 6 个月以上可致贫血,头昏、嗜睡明显,青光眼慎用	镇吐、抗晕动症作用较强
赛庚啶(cyprohep-tadine)	2mg/片	口服:2～4mg,3 次/d	嗜睡明显,青光眼及新生儿禁用	寒冷性荨麻疹、坏疽性脓皮病
酮替芬(ketotifen)	0.5～1mg/片	口服:1mg,1～2 次/d	嗜睡、头昏、口干	色素性和寒冷性荨麻疹
异丙嗪(非那根)(promethazine)	12.5～25mg/片 25mg/mL	口服:12.5～25mg,3 次/d 肌肉注射:25～50mg,1 次/d	明显嗜睡,青光眼、肾功能减退者慎用	

适应证:荨麻疹、血管性水肿、接触性皮炎、湿疹、药疹、皮肤瘙痒症、痒疹、虫咬皮炎、慢性单纯性苔藓、扁平苔藓等疾病。

不良反应:有嗜睡、头晕、注意力不集中、口干、排尿困难、瞳孔扩大等;肝肾功能障碍者、高空作业者、驾驶员等需禁用或慎用,青光眼和前列腺肥大者慎用。

（2）第二代 H_1 受体拮抗药:这类药物对 H_1 受体也具有较高的选择性,且与 H_1 受体的结合为非竞争性,分子极性大,不易通过血-脑屏障,一般无中枢抑制作用和抗 M 胆碱样作用,作用持续时间长,达 12～24h。口服经胃肠吸收后主要分布于肝、肺、肾等脏器。适用于需长期服药者及驾驶员等特殊职业的患者。临床适应证同第一代 H_1 受体拮抗药,常用第二代 H_1 受体拮抗药见表 1-4。

表 1-4 第二代 H_1 受体拮抗药

药名	规格	用法	不良反应及注意事项
氯雷他定(loratadine)	10mg/片 糖浆:1mg/1mL	口服:10mg,1 次/d ≤30kg 的 2 岁以上儿童:5mg,1 次/d	偶有口干、头痛。2 岁以下儿童、孕妇、哺乳期妇女慎用
地氯雷他定(desloratadine)	5mg/片	口服:5mg,1 次/d	偶有头痛、嗜睡、疲倦、口干,孕妇慎用、服药期间停止哺乳
枸地氯雷他定(desloratadinecitrate disodium)	8.8mg/片	口服:8.8mg,1 次/d	偶有口干、嗜睡、困倦、乏力。孕妇慎用、服药期间停止哺乳
西替利嗪(cetirizine)	10mg/片	口服:10mg,1 次/d	偶有口干、头痛,婴幼儿、孕妇、哺乳期妇女慎用
左西替利嗪(levocetirizine)	5mg/片 5mg/胶囊	口服:5mg,1 次/d 口服:5mg,1 次/d	偶有嗜睡、口干、头痛,2 岁以下儿童、孕妇、哺乳期妇女慎用
非索非那定(fexofenadine)	60mg/片	口服:60mg,2 次/d	偶有疲倦、头痛、嗜睡
依巴斯汀(ebastine)	10mg/片	口服:10mg,1 次/d	偶有头痛、嗜睡、口干
咪唑斯汀(mizolastine)	10mg/片	口服:10mg,1 次/d	偶有嗜睡、乏力

2.H_2 受体拮抗药 这类药物能与 H_2 受体结合,有较强的亲和力,从而对抗组胺引起的各种效应。H_2 受体拮抗药口服吸收后大部分经小肠吸收,1～1.5h 血中浓度达峰值,半衰期约 2h,50%～70%以原形从尿液中排出。H_2 受体拮抗药有西咪替丁(cimetidine,0.2g,4 次/d,口服)、雷尼替丁(ranitidine,0.15g,2 次/d,口服)、法莫替丁(famotidine,20mg,2 次/d,口服)、尼扎替丁(nizatidine,0.15g,1 次/d,口服)。通常与 H_1 受体拮抗药联合使用,治疗人工性荨麻疹、慢性荨麻疹、血管性水肿及皮肤瘙痒症等。也可治疗痤疮和女性多毛。不良反应有头痛、眩晕、呕吐、便秘,长期应用可引起血清转氨酶升高,对男性还可引起阳痿及精子减少等。

(二)糖皮质激素

糖皮质激素又称糖皮质类固醇激素(glucocorticoid),具有抗炎、抗过敏、抗毒、抗休克、抗肿瘤及免疫抑制等作用,在皮肤科用途较广泛。

1.适应证和禁忌证

(1)适应证:①急性和严重的自限性疾病,如重症多形红斑、重症药疹、急性荨麻疹、中毒性表皮坏死松解症、剥脱性皮炎、妊娠疱疹、急性放射性皮炎和接触性皮炎等。②危及生命的急性过敏性疾病,如过敏性休克、伴喉头水肿的急性荨麻疹或血管性水肿、多发性蜂蜇伤等。③病情严重威胁生命需长期治疗的皮肤病,如系统性红斑狼疮、皮肌炎、天疱疮、类天疱疮、结节性多动脉炎等。④其他重症皮肤病,如急性泛发性扁平苔藓、严重的结节性红斑、干燥综合征、囊肿性和聚合性痤疮、白塞病等。

(2)禁忌证:消化性溃疡、严重高血压及糖尿病、骨质疏松、眼部单纯疱疹、心肾功能不全者等。慎用于原发性单纯疱疹及其他急性病毒感染、细菌感染、活动性肺结核等。

2.常用糖皮质激素制剂　见表1-5。

表1-5　常用糖皮质激素

类别	药名	抗炎作用（比值）	糖代谢（比值）	水盐代谢（比值）	等效剂量（mg）	维持时间（h）	片剂/注射（mg）	成人一般剂量（mg/d）
低效	氢化可的松（hydrocortisone）	1	1	1	20	8～12	4～20/10～100	口服:20～40 静脉滴注:100～400
中效	泼尼松（强的松）（prednisone）	3.5	4	0.8	5	12～36	5	口服:10～60
	泼尼松龙（强的松龙）（prednisolone）	4	4	0.8	5	12～36	1～5/25～125（混悬液）	口服:15～40 肌肉注射:10～40 局部注射:5～25
	甲泼尼龙（甲基强的松龙）（methylprednisolone）	5	5	0.5	4	12～36	2～4/20～40	口服:16～40 静脉滴注:10～40
	曲安西龙（去炎松）（triamcinolone）	5	5	0	4	12～36	1～8/50～200（混悬液）	口服:8～16 肌肉注射:40～80 局部注射:5～20
高效	地塞米松（dexamethasone）	30	20～30	0	0.75	36～54	0.75/1～10	口服:1.5～12 静脉滴注或肌肉注射:5～15
	倍他米松（betamethasone）	25～35	20～30	0	0.6	36～54	0.5/1.5～5.26	口服:1～4 静脉滴注或肌肉注射:2～20

3.糖皮质激素的使用方法　应依据不同病种、病情轻重、治疗效果及个体差异来选择不同的药物、剂量和疗程。疗程分短程（不超过1个月）、中程（2～3个月）和长程（6个月以上）。短程和中程都包括治疗和减量阶段，长程包括治疗、减量和维持三个阶段。给药方法可采用分次给药（每日剂量分3～4次）、一次给药（每日剂量早晨一次服用）、隔日疗法（将2d的药量于隔日早晨一次服用）、冲击疗法（静脉给药，于3～10h滴完，连用3～5d）和皮损内注射。剂量一般以泼尼松1～2mg/(kg·d)计算，其他糖皮质激素按此剂量换算为所选用的相应制剂的等效剂量。

（1）短程：用于重症药疹、重症多形红斑、中毒性表皮坏死松解症、严重接触性皮炎等。常用地塞米松5～10mg或氢化可的松200～300mg，1次/d，静脉滴注，症状控制后每3～5d减量1次，每次减少20％剂量，逐渐停药，全疗程约一月。

（2）中程：用于病期较长及病情反复者，如过敏性紫癜、泛发性湿疹、关节病型或红皮病型银屑病、多形红斑、结节性多动脉炎、变应性血管炎、Sweet综合征等。多采用口服法，症状控制后每2～3周减量1次，逐渐停药，全疗程2～3个月。

（3）长程：用于慢性复发、多系统累及的皮肤病，如系统性红斑狼疮、皮肌炎、天疱疮、大疱性类天疱疮、系统性血管炎、坏疽性脓皮病、淋巴瘤等。治疗初始剂量要以控制或缓解症状为准，以泼尼松为例，轻至中度每日20～40mg、中至重度40～60mg、暴发型或危急患者每日100～200mg。减量阶段一般在症状和皮疹控制后1～2周开始，最初2～3周减量速度可快些，每周减总药量的10％，以后每2～4周减一次。病情稳定后则采用维持剂量（泼尼松5～15mg/d）。为减少糖皮质激素的不良反应，可采用每日1次给药法或隔日给药法，以减少对下丘脑-垂体-

肾上腺(PHA)轴的抑制。

(4)冲击疗法:用于危重病例,如过敏性或中毒性休克、伴喉头水肿的急性荨麻疹或血管性水肿、系统性红斑狼疮伴脑损害或严重肾损害、严重天疱疮等。对常规糖皮质激素治疗效果不佳的重症患者也可采用。用法为甲泼尼龙 0.5～1.0g 加入 5%～10%葡萄糖液 150mL 静脉滴注,3～10h 内滴完,每日 1 次,连用 3～5 次,疗程结束后即改用泼尼松 60～80mg/d,口服。根据病情,每 2～4 周再冲击 1 次。治疗期间密切观察电解质平衡及心电图监护。对肾功能不全及电解质紊乱者禁用,勿与利尿药并用。

(5)皮损内注射:用于瘢痕疙瘩、结节性痒疹、肥厚性扁平苔藓、盘状或肥厚性红斑狼疮、囊肿性痤疮、斑秃、局限性斑块型银屑病等。常用 1%曲安西龙混悬液 0.3～1.0mL 加等量 1%普鲁卡因注射液或复方倍他米松注射液 0.5～1mL,皮损内注射,每 1～2 周 1 次,共 3～5 次。具有起效快、疗效好、作用持久的特点。常见不良反应有注射部位皮肤萎缩、毛细血管扩张、色素改变、出血甚至溃疡等。

4.糖皮质激素的不良反应 糖皮质激素长期应用的不良反应,主要有诱发和加重感染、糖尿病、高血压、胃及十二指肠溃疡或穿孔、消化道出血、骨质疏松、骨折或骨缺血性坏死、白内障等。可使儿童生长发育迟缓、诱发或加重精神症状等。皮肤可出现满月脸、痤疮、多毛及萎缩纹等。因此,应严格掌握适应证,密切观察不良反应,一旦发生及时处理。

(三)抗菌药物

抗菌药物或抗生素(antibiotics)种类繁多,应根据病情轻重及抗菌谱选药。必要时做药物敏感试验,依据试验结果来选用。常用抗生素见表 1-6。

表 1-6 常用抗菌药物

种类	常用制剂	抗菌谱	主要适应证	主要不良反应及注意事项
青霉素类	青霉素 苯唑西林 阿莫西林 哌拉西林	G⁺菌、螺旋体	丹毒、类丹毒、疖、蜂窝织炎、炭疽、梅毒、放线菌、原发和继发性皮肤感染	过敏反应,用药前询问过敏史,做皮试
头孢菌素类	头孢唑啉(第一代) 头孢拉啶 头孢氨苄 头孢呋辛(第二代) 头孢克洛 头孢丙烯 头孢噻肟(第三代) 头孢曲松 头孢他啶 头孢克定(第四代) 头孢吡肟 头孢匹罗	G⁻菌、部分 G⁺菌、螺旋体	原发性或继发性皮肤感染,主要用于耐青霉素的一些金葡菌和 G⁻杆菌的感染、梅毒、淋病、雅司、炭疽	过敏反应,对青霉素过敏者注意与本类药物的交叉过敏,做皮试
β-内酰胺类	亚胺培南/西司他丁 美罗培南 厄他培南	G⁺菌和 G⁻菌	主要用于 G⁺菌和 G⁻菌引起的各种严重感染	过敏反应,对青霉素或头孢菌素类药物过敏者注意交叉过敏

种类	常用制剂	抗菌谱	主要适应证	主要不良反应及注意事项
氨基糖苷类	链霉素 庆大霉素 大观霉素	G^-菌、部分G^+菌	主要用于G^-菌引起的皮肤黏膜感染、淋病、皮肤结核	过敏反应,耳、肾毒性
大环内酯类	红霉素 罗红霉素 阿奇霉素	G^+菌、衣原体、厌氧菌	淋病、生殖道衣原体感染、软下疳、红癣	胃肠道反应
四环素类	四环素 米诺环素 多西环素	G^+菌和G^-菌、衣原体、立克次体、螺旋体、非典型分枝杆菌	痤疮、酒糟鼻、淋病、生殖道衣原体感染、立克次体感染、Lyme病、坏疽性脓皮病	光敏、色素沉着、儿童长期应用可使牙齿黄染。米诺环素可引起眩晕
喹诺酮类	氧氟沙星 氟罗沙星 加替沙星	G^+菌和G^-菌、衣原体	生殖道衣原体感染、脓皮病	胃肠不适,含氟离子可能引起骨病变
磺胺类	复方新诺明	G^+菌和G^-菌、衣原体、奴卡菌	脓皮病、软下疳、衣原体及奴卡菌感染	过敏反应
硝基咪唑类	甲硝唑 替硝唑 奥硝唑	G^+菌、G^-菌、厌氧菌、原虫	滴虫、阿米巴、毛囊蠕形螨及厌氧菌引起的感染	胃肠道反应、口腔异味、儿童及老年人慎用
其他类	万古霉素 利福平 克林霉素	G^+菌、结核杆菌、G^+球菌、厌氧菌、G^+需氧菌	严重G^+菌感染、皮肤结核、麻风、军团菌肺炎敏感菌所致皮肤软组织感染及泌尿生殖道感染	过敏反应、耳、肾毒性、恶心、呕吐、肝损害、胃肠道反应、过敏反应

（四）抗病毒药

1.核苷类抗病毒药

（1）阿昔洛韦（acyclovir）为无环鸟嘌呤的衍生物,在病毒感染的细胞内,阿昔洛韦利用病毒胸腺嘧啶核苷激酶的催化作用生成单磷酸阿昔洛韦,在细胞激酶的作用下转化为磷酸阿昔洛韦,后者对病毒DNA多聚酶具有强大的抑制作用,干扰病毒DNA的合成。用于单纯疱疹、带状疱疹和生殖器疱疹的治疗。用法为单纯疱疹0.2g,5次/d,口服,连用5～10d;带状疱疹0.8g,5次/d,口服,连用5～7d;复发性生殖器单纯疱疹0.2g,3～4次/d,口服,连用3～6个月。对严重的原发性生殖器疱疹、新生儿单纯疱疹、免疫功能受损者的单纯疱疹和带状疱疹,采用静脉滴注,用法为5～7mg/kg,每8h 1次,连用7d,静脉滴注1～2h。不良反应为注射部位静脉炎、暂时性血清肌酐升高。肾功能不全者慎用。

（2）伐昔洛韦（valaciclovir）为阿昔洛韦的前体,口服吸收快,在体内水解为阿昔洛韦,生物利用度是阿昔洛韦的3～5倍,半衰期2.86h,大部分药物随尿液排泄。抗病毒谱广,在体外对单纯疱疹病毒Ⅰ、Ⅱ型作用最强,对水痘-带状疱疹病毒、巨细胞病毒和EB病毒也有抑制作用。较阿昔洛韦安全,口服方便,用法为0.3～0.5g,2～3次/d,疗程7～10d。不良反应有皮疹、头痛、头晕及胃部不适。肾功能不良者及哺乳期妇女慎用。

（3）更昔洛韦（ganciclovir）为阿昔洛韦的衍生物,能竞争性抑制病毒DNA聚合酶,直接掺入 DNA,终止 DNA 复制。在体内外可抑制疱疹病毒复制,尤其对人巨细胞病毒有较强的抑制作用。半衰期 2.9h,以原形随尿液排出。用法为 5mg/kg,静脉滴注,1～2 次/d,疗程2～3 周。可发生粒细胞、中性粒细胞或血小板减少。出现头疼、恶心、腹痛等不良反应,肾功能不良者及老年人慎用。

(4)泛昔洛韦(famciclovir)通过干扰病毒核酸合成而阻止病毒复制,对多种 DNA 和 RNA 病毒感染有效。口服吸收良好,在小肠和肝脏迅速转化为喷昔洛韦(penciclovir),在感染细胞内具有活性的三磷酸喷昔洛韦的半衰期达 10～20h。用法为 0.25～0.5g,3 次/d,口服,连用 5～7d。肾功能不全者慎用。

2. 阿糖腺苷(vidarabine) 通过抑制病毒的 DNA 多聚酶,阻断病毒 DNA 的合成,产生抗病毒作用,对单纯疱疹病毒、带状疱疹病毒、巨细胞病毒均具有抗病毒活性,用法为 10～15mg/kg,静脉滴注,1 次/d,连用 7～10d。肝肾功能不全者慎用。

3. 利巴韦林(ribavirin) 又称病毒唑(virazole),为广谱抗病毒药。通过抑制次黄嘌呤脱氢酶阻断肌苷-磷酸向黄嘌呤核苷-磷酸的转化等作用,抑制核酸合成,阻止病毒复制。对疱疹病毒、麻疹病毒、腺病毒、流感和副流感病毒等均有抑制作用。口服吸收快,清除半衰期为 24h。主要由肾脏排泄。用法为 0.3g,3 次/d,口服,连用 7d;或 10～15mg/(kg·d),用 5% 葡萄糖液或生理盐水稀释,分 2 次静脉滴注,也可肌内注射。治疗疱疹性口炎还可用口含片,200mg 含服,每 2h 1 次。不良反应有口渴、食欲减退、腹泻、白细胞减少等。哺乳期妇女及肝功能异常者慎用。

4. 干扰素(interferon) 是由灭活的或活病毒作用于易感细胞所产生的或由基因工程而得到的一种具有抑制病毒复制、调节免疫功能及抗肿瘤作用的小分子蛋白质。根据其产生的来源细胞分为三类:α-干扰素(主要由单核-吞噬细胞产生)、β-干扰素(主要由成纤维细胞产生)、γ-干扰素(主要由活化的 T 细胞和 NK 细胞产生)。用于尖锐湿疣、寻常疣、扁平疣、带状疱疹、单纯疱疹等病毒性皮肤病和肿瘤患者。临床应用干扰素-2α,剂量为 100 万～300 万 U,肌肉注射或病灶局部注射,隔日 1 次。疗程依病种和病情而定。也可病灶处局部外搽。不良反应有头痛、寒战、发热、乏力等流感样症状,白细胞或血小板减少、肾损害等不良反应。哺乳期妇女及严重肝肾功能不全者慎用。

5. 干扰素诱导药(interferon inducer) 是一类能诱导干扰素产生的微生物或化合物。聚肌胞是最常用的干扰素诱导药。其诱导产生的干扰素能与病毒 DNA 多聚酶结合而阻止病毒复制。用于单纯疱疹、带状疱疹、扁平疣、寻常疣等病毒性皮肤病、自身免疫性皮肤病及抗肿瘤治疗。用法为 2mg,肌内注射,隔日 1 次或 1 周 2 次。不良反应有一过性低热,孕妇忌用。

(五)抗真菌药

1. 灰黄霉素(griseofulvin) 是一种窄谱抗真菌药物,对皮肤癣菌有抑制作用。其作用机制是灰黄霉素的结构与鸟嘌呤相似,能竞争性抑制鸟嘌呤进入 DNA 分子中,干扰真菌 DNA 的合成而抑制真菌生长。口服吸收后经汗腺进入角质层,与毛囊及甲角蛋白结合,保持较高浓度。主要用于头癣的治疗。用法为 0.6～0.8g/d,儿童 15～20mg/(kg·d),分 2～4 次,饭后口服。需 2～4 周以上,并配合外用药。可有头痛、嗜睡、胃肠道反应、白细胞减少、光敏性皮炎、肝损害等不良反应，肝功能不全及光过敏者禁用。

2.多烯类(polyene)　这类药物能与真菌细胞膜的麦角固醇相结合，使膜形成微孔，通透性增加，细胞内的物质外渗，从而导致真菌死亡。

(1)两性霉素 B(amphotericin B)及其脂质体(amphotericin B liposome)：为广谱抗真菌药，对多种深部真菌如念珠菌、隐球菌、着色真菌、申克孢子丝菌、球孢子菌及光滑球拟酵母等均有强大抑制作用，但对皮肤癣菌无效。口服吸收不良且不稳定，主要为静脉用药，为避免严重不良反应的产生，初始剂量用 1～2mg 加入 5％的葡萄糖液 20mL 中静脉滴注，如无反应则加至 0.1～0.3mg/kg 加入 5％葡萄糖液 500mL 中，6～8h 缓慢滴完，根据反应情况，每日增加 0.5～1mg，最大剂量为 1mg/(kg·d)，液体的浓度应＜0.1mg/mL。不良反应有寒战、高热、低血钾、肾损害、静脉炎、胃肠道反应等。两性霉素 B 脂质体为一种双层脂质体，内含有两性霉素 B 的新剂型，其毒性仅为两性霉素 B 的 1/7。用法为从 0.3mg/(kg·d)开始，逐渐增加至 1～2mg/(kg·d)。治疗隐球菌性脑膜炎时，总量可达 5～8g，8～12 周为一疗程。

(2)制霉菌素(nystatin)：作用机制与两性霉素 B 相同。对白念珠菌和隐球菌有抑制作用。由于毒性强，不能注射。口服难吸收，大部分从粪便排泄，因此主要治疗消化道念珠菌病。用法为 200U/d，儿童 5 万～10 万 U/(kg·d)，分 3～4 次口服。还有软膏、栓剂等供使用。有轻微胃肠道反应。

3.5-氟胞嘧啶(5-flucytosine)　是一种人工合成的系统性抗真菌药，能选择性进入真菌细胞内，并在真菌细胞的胞核嘧啶脱氨基酶作用下脱去氨基转化为氟尿嘧啶，干扰真菌核酸的合成。人体组织细胞缺乏此酶，因而不受此药物的影响。口服经肠道吸收良好，极易进入体液、脑脊液。此药毒性低，口服后 70％于 24h 内由尿液排出，停药 2d 后尿液中即无药物成分。主要用于治疗念珠菌病、隐球菌病、着色芽生菌病。用法为 50～150mg/(kg·d)，分 3～4 次口服。用于念珠菌病和隐球菌病时与两性霉素 B 合用可发挥协同作用，并可减少耐药性的发生率及后者的毒性。可有胃肠道反应、白细胞、血小板减少、血清转氨酶升高，肾功能不良者慎用。

4.唑类(azole)　是人工合成的广谱抗真菌药。对浅部与深部真菌病的致病菌均有抗菌活性。作用机制是通过抑制细胞色素 P450 依赖酶(羊毛固醇 14-脱甲基酶)，干扰真菌细胞的麦角固醇合成，导致麦角固醇缺乏，真菌细胞的生长因而受到抑制。包括咪唑类和三唑类。咪唑类中的克霉唑(clotrimazole)、咪康唑(miconazole)、益康唑(econazole)、联苯苄唑(bifonazole)等因口服吸收差或难以耐受而多用于外用治疗，或仅作为消化道真菌感染的选择药物。三唑类药物常用的如下：

(1)伊曲康唑(itraconazole)：为广谱高效抗真菌药。对皮肤癣菌、酵母菌和霉菌均有效。口服吸收良好，血浆清除半衰期 15～25h，具有高度亲脂和亲角质的特性，组织中的浓度较血浆中的浓度高 2～3 倍，在脂肪组织中可高达 20 倍，在皮肤中的浓度维持数周，甲板中达 6 个月。不良反应有胃肠道反应、头痛、血清转氨酶升高等。不宜与多种抑制胃酸剂、利福平、苯妥英、洋地黄、阿司咪唑等合用。药物剂量和疗程依据真菌感染的部位而定。①甲真菌病：0.2g，2 次/d，每月服药 1 周停药 3 周为一个冲击疗程，指、趾甲真菌感染分别服 2～3 个疗程和 3～4 个疗程。②皮肤癣菌病:0.2g,1 次/d,连服 7d;掌跖部感染者 0.2g,2 次/d,连服 7d。③皮肤念珠菌病、马拉色菌毛囊炎:0.1g,2 次/d,或 0.2g,1 次/d,连服 7d。④口腔念珠菌病:0.2g,1 次/d,连服 7d。⑤真菌性口角炎:0.2g,1 次/d,连服 21d。⑥头癣:3～6mg/(kg·d),1 次/d,连服 6 周,配合局部外用各种抗真菌软膏等治疗。⑦深部真菌病:0.2g,1 次/d,口服,疗程 2～6 月。

(2)氟康唑(fluconazol):属广谱抗真菌药,水溶性,口服吸收良好,可静脉注射,渗入脑脊液浓度较高,不经肝脏代谢,血浆清除半衰期为 30h,90％以上由肾脏排泄。用于治疗皮肤癣菌引起的浅部真菌感染及肾脏念珠菌病、真菌性脑膜炎、着色真菌病等各种深部真菌感染。治疗浅部真菌病用法为 50mg/d,口服,疗程 4 周;指、趾甲真菌病 0.15g,1 次/w,分别连用 8 周和 12 周;深部真菌病 0.2g/d,口服或静脉注射,疗程数月。可有胃肠道反应、皮疹、白细胞减少、低钾、肝功能异常等。对三唑类药物过敏者禁用。

5.丙烯胺类(allylamine) 第一个丙烯胺类药物萘替芬(naftifine)仅限于局部外用。特比萘芬(terbinafine)是其第二代衍生物。可口服及局部应用。这类药物的作用机制是抑制角鲨烯环氧化酶而干扰麦角固醇的合成,并使角鲨烯在真菌体内产生蓄积毒性,起到杀灭和抑制真菌的双重效应。特比萘芬口服吸收好,半衰期 16h,有较好的亲脂和亲角质性,能较快渗入皮肤角质层和甲板,并在其中维持较长时间。适用于皮肤、甲的浅部真菌感染,口服对花斑糠疹无效,对念珠菌及酵母菌效果较差。用法:①体股癣:0.25g,1 次/d,连服 2～3 周。②手足癣:0.25g,1 次/d,连服 2～4 周。③甲真菌病:0.25g,1 次/d,指甲真菌病疗程 8 周,趾甲真菌病 12 周。④头癣:体重<20kg,62.5mg/d;体重 20～40kg,0.125g/d;体重>40kg,0.25g/d,连服 4～6 周,并配合局部外用抗真菌药和剃发等措施。少数患者有胃肠道反应及皮疹。

6.碘化钾(potassium iodide) 作用机制尚未明了,是治疗孢子丝菌病的首选药物。一般用 10％碘化钾 10mL,3 次/d,饭后口服。儿童 25～50mg/(kg·d),分 3 次口服。临床治愈后,继续服用 1～2 个月。不良反应有胃肠道反应、眼睑肿胀、流泪、喷嚏、头痛、咽喉炎等感冒症状、腮腺肿大、皮疹等。结核患者禁用。

(六)维 A 酸类

维 A 酸类(retinoids)是一组在化学结构上与天然维生素 A 相似的化合物。维 A 酸分子结构由环结构、多烯侧链和极性终末基团三部分组成。根据其分子中环状终末基团、多烯链和极性终末基团的不同变化已产生三代维 A 酸。作用机制尚未完全清楚,这类药物主要是通过与维 A 酸核受体(目前已知 5 种:RAR-α、RAR-β、RAR-γ、RXR-α、RXR-β)相结合而发挥生理效应,具有调节上皮细胞及其他细胞的生长和分化、抑制恶性肿瘤细胞的生长、影响免疫和炎症过程及改变细胞间的黏附等作用,在皮肤科有广泛用途,开辟了皮肤病治疗学上的新纪元。

1.第一代维 A 酸 第一代维 A 酸是维 A 酸的天然代谢产物,包括以下几种。

(1)维 A 酸(tretinoin,全反式维 A 酸 all-transretinoic):治疗痤疮、鱼鳞病、毛囊角化病等。用法为 10mg,2～3 次/d,口服。

（2）异维A酸(isotretinoin,13顺式维A酸,accutanc)：治疗痤疮、皮脂溢出症、Darier病、鱼鳞病、掌跖角化病、银屑病等。用法为10mg,2～3次/d,口服,疗程6～8周。异维A酸0.5～1mg/(kg·d),顿服或分2～3次口服。

（3）维胺酯(viaminate)：用于治疗痤疮、角化异常性皮肤病、鱼鳞病等。用法为25～50mg,2～3次/d,口服。

第一代维A酸有致畸作用,在服药期间及服药后应避孕。可引起高甘油三酯血症、高血钙、血清转氨酶升高、抑郁、口唇及皮肤干燥脱屑甚至皲裂等。

2.第二代维A酸　第二代维A酸是维A酸合成的衍生物,为单芳香族维A酸。

（1）阿维A酯(依曲替酯,ctretinate)：主要治疗寻常型、脓疱型、红皮病型银屑病、毛发红糠疹、Darier病、角化异常性皮肤病等。初始量0.5～1mg/(kg·d),分2～3次口服,最大量<1.5mg/(kg·d),疗程1～2个月,维持量0.25～0.5mg/(kg·d)。常见不良反应有口腔黏膜干燥,大剂量时可致疼痛性剥脱性唇炎、尿道炎、包皮炎等。

（2）阿维A(依曲替酸,etretin)：是阿维A酯在体内的代谢产物。适应证与阿维A酯类似。初始剂量为0.6mg/(kg·d),口服,最大量为50～60mg/d,维持治疗,3～6个月。最常见的不良反应为皮肤黏膜干燥。尚可有口炎、牙龈炎、鼻出血、胃肠道不适或血清转氨酶升高等。

第二代维A酸的不良反应较第一代轻,同样有致畸和升高血脂作用。

3.第三代维A酸　第三代维A酸为多芳香族维A酸。

（1）阿达帕林(adapalene)：外用软膏,用于治疗痤疮。

（2）他扎罗汀(tazarotene)：外用软膏,用于治疗银屑病、痤疮。

（3）芳香维A酸乙酯(arotinoid)：用于治疗银屑病、鱼鳞病、Darier病、多发性角化棘皮瘤、鳞癌、皮肤T细胞淋巴瘤、大疱性扁平苔藓等。用法为每晚进餐时口服0.03mg,维持量也为0.03mg,隔日1次。

（七）免疫抑制药

这类药物能抑制或降低机体的免疫反应,或抑制肿瘤细胞的增殖和分裂。此类药物的种类很多,皮肤科常用的有以下几种：

1.环磷酰胺(cyclophosphamide,CTX)　本身无细胞毒性和免疫抑制作用,在肝微粒体细胞色素P450酶作用下,在体内形成活性产物4-羟环磷酰胺和醛磷酰胺,与细胞核发生交联,破坏DNA的结构和功能,对B淋巴细胞的抑制作用更强。主要用于红斑狼疮、皮肌炎、天疱疮、类天疱疮、变应性血管炎、蕈样肉芽肿等。用法为50～150mg/d,分2～3次口服;或100～200mg,每日或隔日静脉注射,连用4～6周。冲击治疗时8～12mg/kg加入10%葡萄糖或生理盐水中静脉滴注,连用2d,每2周一次,累计总量不超过150mg/kg。主要不良反应包括白细胞减少、出血性膀胱炎、恶心、呕吐、脱发等。

2.甲氨蝶呤(methotrexate,MTX)　通过对二氢叶酸还原酶的竞争性抑制使二氢叶酸变成四氢叶酸及脱氧尿嘧啶核苷甲基化转变成胸腺嘧啶核苷的过程受阻,从而阻断DNA和RNA的合成。除有抗细胞增殖作用外,还有抗炎和免疫调节作用。主要用于银屑病、天疱疮、大疱性类天疱疮、皮肌炎、白塞病、蕈样肉芽肿等。用法为 $0.03\sim0.1\mathrm{mg/(kg\cdot d)}$，口服，$7\sim14\mathrm{d}$ 为一疗程。治疗银屑病时可每 12 小时口服 2.5mg，一周连服 3 次；或 $10\sim25\mathrm{mg}$，静脉滴注，1 次/周。主要不良反应有胃肠道反应、白细胞和血小板减少、肝功能受损等。

3. 硫唑嘌呤(azathioprine，AZP)　在体内代谢为 6-巯基嘌呤，抑制腺嘌呤核苷酸合成，从而抑制 DNA 和 RNA 的合成，对 T 淋巴细胞抑制作用强于环磷酰胺。主要用于红斑狼疮、皮肌炎、天疱疮、大疱性类天疱疮、银屑病性关节炎等。用法为 50mg，2 次/d，口服。主要不良反应为胃肠道反应、肝损害及骨髓抑制。

4. 环孢素 A(cyclosporin A，CsA)　是一种选择性作用于 T 淋巴细胞的免疫抑制药，主要针对 T 辅助细胞和细胞毒性 T 细胞，抑制白介素-2 的释放，也抑制 NK 细胞的活性。主要用于白塞病、获得性大疱性表皮松解症、扁平苔藓、坏疽性脓皮病、严重的银屑病、天疱疮、类天疱疮、重症药疹如中毒性大疱性表皮松解症、特应性皮炎、脱发等。用法为 $5\sim10\mathrm{mg/(kg\cdot d)}$，分次口服，根据病情和疗程调整剂量。主要不良反应为肾毒性、高血压、震颤、头痛、厌食、恶心等。肝肾功能不全者禁用。

5. 他克莫司(tacrolimus，FK506)或吡美莫司(pimecrolimus)　是一种钙调磷酸酶抑制剂，其免疫抑制作用的机制似环孢素，但效力为后者的 $10\sim100$ 倍，并具有抑制人嗜碱粒细胞及肥大细胞释放组胺、LTC4 及前列腺素 D2 等反应，具有抗炎作用。主要用于严重的银屑病。用法为 $0.1\sim0.2\mathrm{mg/(kg\cdot d)}$，分 $2\sim3$ 次口服；或 $0.075\sim0.1\mathrm{mg/(kg\cdot d)}$ 静脉滴注。不良反应同环孢素，但较低。

6. 雷公藤多苷(雷公藤总苷，tripterygium glycosides)　是雷公藤属植物经水浸氯仿提取层析而得。具有免疫抑制、抗炎、抗肿瘤及抗生育等作用。用于红斑狼疮、皮肌炎、硬皮病、天疱疮、类天疱疮、银屑病、掌跖脓疱病、红皮病、Sweet 综合征、变应性血管炎、湿疹等。用法为 $1\sim1.5\mathrm{mg/(kg\cdot d)}$，分 $2\sim3$ 次口服。主要不良反应有消化道症状、头晕、乏力、肝脏损害、白细胞减少、精子活动降低及月经量减少或闭经。

7. 氯喹(chloroquine)及羟氯喹(hydroxy chloroquine)　具有抑制细胞免疫反应、淋巴细胞转化、抗核抗体反应及补体活性，抑制中性粒细胞的趋化性和吞噬功能，调节巨噬细胞释放细胞因子，稳定溶酶体膜。能降低皮肤对紫外线的敏感性。用于红斑狼疮、日光性荨麻疹、多形性日光疹、扁平苔藓、白塞病等。用法为氯喹 $0.25\sim0.5\mathrm{g/d}$，羟氯喹 $0.2\sim0.4\mathrm{g/d}$，分次口服。主要不良反应有恶心、呕吐、头痛、白细胞下降、视力模糊、复视和视网膜病、肝功能受损等。长期应用需定期检查视力、眼底和肝肾功能。

（八）免疫调节药

免疫调节药(immuno-modulatory agents)能增强或调节机体的非特异性和特异性免疫反应，使不平衡的免疫反应趋于正常。

1. 白细胞介素-2(interlenkin-2，IL-2)　通过作用于 IL-2 受体而发挥效应。能诱导及增强 NK 细胞的活力，激活肿瘤浸润淋巴细胞(TIL)，诱导淋巴因子活化的杀伤细胞(LAK)的活化增殖，调节 T 细胞的生长分化，促进活化的 T、B 细胞的增殖以及诱导 γ-干扰素(IFNγ)及其他淋巴因子的产生。用于治疗恶性黑素瘤，用法为 10 万 $\mathrm{U/(kg\cdot d)}$，静脉滴注，每周连用 5d,3～4 周为一个疗程。皮损内注射治疗蕈样肉芽肿也有效。主要不良反应为寒战、发热、全身不适等流感综合征样症状、肝损害、消化道反应以及贫血、血小板减少、淋巴细胞减少,停药后反应性淋巴细胞、嗜酸粒细胞增多,而中性粒细胞减少。

2. 静脉内注射免疫球蛋白(intravenous immunoglobulin,IVIG) 健康人血浆中提取的免疫球蛋白,90%以上为丙种球蛋白。半衰期 21～25d。能与多种自身抗体相结合,阻止后者与抗原结合。促进自身抗体清除,具有广谱抗病毒和抗细菌作用。主要用于治疗危重红斑狼疮及有严重感染、昏迷或消化道出血并发症者、SLE 合并妊娠、激素或免疫抑制剂治疗无效的SLE、皮肌炎及多发性肌炎、天疱疮、大疱性类天疱疮、重症药疹等。用法为 0.4g/(kg·d),连用 3～5d 后,视病情可每周给药一次。不良反应较小,可出现头痛、背痛、心慌、恶心、轻微发热。过敏体质及 IgA 缺乏症者禁用。

3. 转移因子(transferfactor) 是免疫活性淋巴细胞在抗原的刺激下产生的一种小分子量(<1000)多肽,能选择性将供者的某种特定的细胞免疫功能转移给受者,使受者获得该种细胞的免疫能力。用于带状疱疹、病毒疣、念珠菌病、特应性皮炎、白塞病、SLE、硬皮病及皮肤肿瘤等的辅助治疗。用法为 3～6mg,2～3 次/d,口服;或 2～4mL,每周 1～2 次,肌内注射或皮下注射,1 个月为一疗程,也可病灶内注射。带状疱疹一般注射 1～3 次。无抗原性,不引起过敏反应。不良反应有皮疹、发热、注射部位酸胀、疼痛及暂时性肝肾功能损害。

4. 胸腺肽(thymopeptide) 是一种具有免疫活性的多肽。国内产品为从猪胸腺中提取的胸腺素和胸腺因子 D。作用于淋巴细胞分化、增生和发育的各阶段,刺激全身 T 淋巴细胞转化为细胞免疫功能的 T 淋巴细胞,增强成熟 T 淋巴细胞对抗原和其他刺激的反应,并能增强巨噬细胞吞噬功能。主要用于 SLE、干燥综合征、白塞病、病毒感染、免疫缺陷病及恶性肿瘤。用法为 10～20mg,1～3 次/d,口服;或 5～10mg,肌内注射或皮下注射,每日或隔日 1 次。不良反应有头痛、发热、皮疹及注射局部红肿、硬结和瘙痒。

5. 卡介菌(bacillus calmette-guerin,BCG) 是牛型结核杆菌经在特殊培养基上反复培养失去致病性,但仍有免疫原性而制成的菌苗。目前制备的卡介菌多糖核酸是去掉菌体蛋白提取的菌体多糖而用于临床。具有刺激 T 细胞增殖、激活巨噬细胞的各种功能并促进其 IL-1 的产生。能增强机体的抗感染和抗肿瘤的免疫功能。用于恶性黑素瘤、皮肤淋巴瘤的辅助治疗。用法为 1mL/次,肌内注射,隔日 1 次。主要不良反应有注射部位红斑、硬结,重者发生化脓和溃疡。可有恶心、寒战、关节痛等全身症状。结核菌素反应强阳性者慎用。

6. 左旋咪唑(levamisole) 能提高细胞免疫功能或使异常的细胞免疫功能恢复正常,调节抗体的产生,其代谢产物可清除吞噬细胞产生的氧自由基。但大剂量应用时有抑制免疫功能作用。用于疱疹病毒感染、寻常疣、跖疣、扁平疣等病毒性疾病及 SLE、白塞病、皮肤肿瘤等。用法为 50mg,3 次/d,每 2 周连服 3d。可重复 2～3 个疗程。常见不良反应有恶心、呕吐、胃部不适、皮疹、发热、粒细胞和血小板减少。

7. 香菇多糖(lentinan) 具有免疫调节作用,能恢复被抑制的 Th 和 Tc 细胞的功能,增强NK 细胞活性,提高巨噬细胞的吞噬功能,有抗菌、抗病毒及辅助抗肿瘤作用。适应于各种细胞免疫功能低下者、SLE、银屑病、皮肤肿瘤及病毒感染的辅助治疗。用法为 20mg,3 次/d,口服。无明显不良反应,少数有轻度消化道反应。

(九)维生素类

1.维生素 A 维持上皮组织的完整结构和正常功能,调节人体表皮角化过程。缺乏时导致眼干燥症(干眼病)、皮肤干燥和毛周角化等。用于鱼鳞病、毛周角化病、毛发红糠疹等。用法为 2.5 万 U,3 次/d,小儿 2000～4000U/d,口服。大剂量应用可有头痛、恶心、疲乏、血清转氨酶升高等不良反应。

2.维生素 B_1 与神经系统及内分泌系统关系密切,并参与糖代谢的调节。能抑制胆碱酯酶的活性,减轻皮肤炎症反应。用于各种瘙痒性皮肤病、带状疱疹、湿疹等。用法为 10～20mg,3 次/d,口服;或 50～100mg,1 次/d,肌内注射。过量可引起头痛、抽搐、震颤、心律失常、肝脂肪变等不良反应。

3.维生素 B_6 能增强表皮细胞的机能,改善皮肤黏膜的代谢过程,参与氨基酸和脂肪的代谢,抑制组胺和缓激肽引起的炎症。用于脂溢性皮炎、脂溢性脱发、斑秃、寻常痤疮、酒渣鼻等。用法为 10～20mg,3 次/d,口服;或 50～100mg,1 次/d,肌内注射或静脉滴注。不良反应少,大剂量时可有头痛、腹痛,偶有皮疹。

4.维生素 B_{12} 是体内多种代谢过程中必需的辅酶。用于带状疱疹、扁平苔藓、DLE 等。用法为 0.5～1mg,1 次/d,肌内注射;或 500μg,3 次/d,口服。不良反应主要是注射部位疼痛。

5.维生素 C 促进结缔组织中胶原蛋白和细胞间质的合成,增强毛细血管的致密性,改善血管的通透性。大剂量时能提高机体抗感染和抗肿瘤的能力。用于湿疹、接触性皮炎、荨麻疹、紫癜性皮肤病、色素障碍性皮肤病、静脉曲张综合征等。用法为 0.2g,3 次/d,口服;或 1g,1 次/d,静脉注射;或 3～5g,1 次/d,静脉滴注。大剂量时可引起恶心、呕吐、腹泻等。

6.维生素 E 抗氧化、抗衰老、维持毛细血管正常通透性、生物膜的正常结构以及肌肉的正常结构和功能,恢复变性的胶原纤维和弹力纤维。用于结缔组织病(如 SLE、DLE、皮肌炎、硬皮病)、角化性皮肤病(如毛囊角化病、毛周角化病、鱼鳞病、毛发红糠疹)、大疱性表皮松解症、冻疮、多形红斑等。用法为 0.3～0.6g/d,分 3 次口服,最大剂量 1.6g。不良反应少,偶有恶心、呕吐、头痛、乏力等。

7.维生素 PP(烟酸和烟酰胺) 烟酸在体内转化为烟酰胺。后者是辅酶Ⅰ和Ⅱ的组成部分。烟酸能扩张血管、拮抗 5-羟色胺、降低体内卟啉含量和皮肤对光线的敏感性。用于烟酸缺乏病(pell agra)、日光性皮炎、冻疮、血栓闭塞性脉管炎等。用法为 50～100mg,3 次/d,口服;或 50～100mg,1 次/d,静脉滴注。常见不良反应有皮肤潮红(烟酰胺可无)、瘙痒、心悸等。偶有胃肠道反应及肝功能损害。

(十)其他药物

1.钙剂 能增加毛细血管的致密性,降低其通透性,减少渗出,有抗炎、抗过敏和消肿作用。用于接触性皮炎、湿疹、荨麻疹、药疹、慢性单纯性苔藓等。常用 10% 葡萄糖酸钙 10mL,缓慢静脉注射,1 次/d。注射过快可引起心律失常或停搏的危险。有心律失常、心传导阻滞者、老年人慎用。

2.硫代硫酸钠(sodium thiosulfate)　有非特异性抗过敏和解毒作用。用于慢性荨麻疹和某些重金属中毒。用法为10％硫代硫酸钠溶液10mL,缓慢静脉注射,1次/日。

3.普鲁卡因(procaine)封闭　可阻断恶性刺激的神经传导,恢复机体的正常防御和调节功能。用于慢性单纯性苔藓、银屑病、湿疹等。局部封闭用0.25％～0.5％盐酸普鲁卡因10～20mL病灶处皮下注射,2～3d 1次,10次为一疗程;静脉封闭用量为4～8mg/(kg·d),用生理盐水或5％葡萄糖液配成0.1％浓度,同时可加入维生素C 1～3g静脉滴注,4～6h滴完,每日1次,连用10d为一疗程。使用前须做普鲁卡因皮试。磺胺药过敏者及心、肝、肾功能不全者禁用。

4.氨苯砜(diaminodiphenylsulfonc,DDS)　为5-脂氧合酶抑制剂,抑制花生四烯酸代谢途径和(或)阻断白三烯 B_4 受体,以及抑制溶酶体酶和中性粒细胞趋化。用于麻风、疱疹样皮炎、天疱疮、大疱性类天疱疮、角层下脓疱病、疱疹样脓疱病及泛发性脓疱性银屑病等。用法为100～150mg/d,分次口服。用药期间应定期查血象,注意由变性血红蛋白引起的紫癜。长期服用者需加服铁制剂和维生素 B_{12},可致畸。

5.沙利度胺(thalidomide,反应停)　能稳定溶酶体膜和抑制中性粒细胞的趋化,调节免疫及抗朗格汉斯细胞增殖作用。用于Ⅱ型麻风反应、DLE、SCLE、多形红斑、白塞病、阿弗他溃疡、结节性痒疹、带状疱疹后遗神经痛等。用法为100～200mg/d,分4次口服。有皮疹、瘙痒、胃肠道反应等不良反应,可致畸。

二、皮肤性病的外用药物疗法

外用药物在皮肤病的治疗中占有非常重要的地位,了解各种外用药物的基本成分、外用药的种类剂型、外用药物的作用及可能出现的不良反应、外用药物的使用原则等,将有助于根据皮肤病的性质选择合适的外用药物。

(一)外用药的种类和作用

在治疗中起主导作用的药物称为主药,分为以下几种类型。

1.清洁剂(cleaning agents)　具有清除皮损上的浆液、脓血、痂等的作用。常用的有皂类、油类、溶液等。皂类包括碱性和中性肥皂,油类包括植物油、矿物油和动物油,溶液有生理盐水、高锰酸钾溶液(1∶8000)、0.1％依沙吖啶(利凡诺,rivanol)溶液、呋喃西林溶液(1∶5000)等。

2.保护剂(protective agents)　无刺激性,具有保护皮肤、减少摩擦和防止外来刺激的作用。常用的有矿物粉如氧化锌粉、滑石粉、炉甘石粉等,植物粉及植物油等。

3.止痒剂(antipruritic agents)　可抑制末梢感觉神经或作用于末梢血管,使血管扩张散热,产生清凉作用,从而起到止痒效果。

(1)苯酚(phenol):又称石炭酸,能溶于水、乙醇和甘油。低浓度(1％～2％)时可通过麻醉皮肤末梢神经达到止痒止痛的效果,但对破损的皮肤有刺激作用;高浓度有强烈的腐蚀作用。

(2)樟脑(camphor):溶于酒精及油类,微溶于水,有局部刺激并兴奋中枢神经的作用,

1%～5%酊剂止痒,10%～20%软膏治疗冻疮。

(3)薄荷脑(menthol):微溶于水,易溶于酒精,具有清凉止痒作用,剂型包括1.5%～10%的粉剂、酊剂和软膏;因有刺激性可导致皮炎,黏膜和破损皮肤不宜使用。

(4)苯佐卡因(benzocaine)、利多卡因(lidocaine)、盐酸达克罗宁(dyclonine hydrochloride):均为表面麻醉剂,可止痒。

另外,抗组胺药以及各种含冰片、百部、苦参、蛇床子、地肤子和野菊花等中药水也有一定的止痒作用。

4. 糖皮质激素 主要有抗炎、抗增生、免疫抑制和血管收缩的作用。常用的弱效激素有1%醋酸氢化可的松(hydrocortisone acetate)、0.25%醋酸甲基氢化泼尼松(methylprednisolone acetate);中效的1%丁酸氢化可的松(hydrocortisone butyrate)、0.1%曲安奈德(triamcinolone acetonide);强效的0.1%糠酸莫米他松(mometasonefuroate)、0.025%丙酸倍氯米松(beclomethasone dipropionate);超强效的0.02%丙酸氯倍他索(clobetasol propionate)、0.5%卤米松(halometasone monohydrate)等。适应证包括皮炎、湿疹、银屑病、苔藓类皮肤病、自身免疫性大疱性皮肤病、结缔组织病以及其他如斑秃、白癜风、坏疽性脓皮病、环状肉芽肿、皮肤淀粉样变、类脂质渐进性坏死等。禁忌证:已知对拟用糖皮质激素的基质或其他成分过敏;皮肤细菌、真菌、病毒和寄生虫感染;皮肤破溃。局部应用糖皮质激素常见的不良反应包括:皮肤萎缩及萎缩纹、面部酒渣样改变及口周皮炎、多毛、毛囊炎等。

5. 抗细菌药物

(1)抗生素。①莫匹罗星(mupirocin):是荧光假单胞菌产生的代谢产物假单胞菌酸A(pseudomonic acid A),为局部用抗生素。本品对革兰阳性球菌有很强的抗菌活性,尤其对葡萄球菌属、链球菌属和奈瑟淋球菌具有高度活性,对耐药金黄色葡萄球菌也有效,而对正常菌群抑制弱。因其独特的结构及作用机制,与其他抗生素无交叉耐药。2%莫匹罗星软膏常用于治疗脓疱疮、毛囊炎等细菌感染性皮肤病。②夫西地酸(fusidic acid):本品对金黄色葡萄球菌有高度活性,对白喉杆菌、梭状芽孢杆菌属、奈瑟淋球菌等也有抑制作用。临床上常用2%乳剂、软膏治疗耐药金黄色葡萄球菌引起的感染。③喹诺酮类药物:抗菌谱广,对革兰阳性菌和阴性菌均有较强的抗菌作用。用于治疗脓疱疮、毛囊炎、疖肿、烧伤等。如1%环丙沙星(ciprofloxacin)乳膏、0.1%～1%氧氟沙星(ofloxacin)乳膏、0.3%左氧氟沙星(levofloxacin)软膏、1%诺氟沙星(norfloxacin)乳膏、0.5%洛美沙星(lomefloxacin)乳膏等。

(2)化学抗菌剂。①碘(iodine):本品具有强大的杀细菌、真菌、病毒及芽孢作用。1%碘酊用于黏膜消毒,2%～10%碘酊用于皮肤消毒,治疗头癣、甲癣和毛囊炎等。②甲硝唑(metronidazole):又称灭滴灵,用于治疗和预防厌氧菌感染,对滴虫、毛囊虫、疥螨等寄生虫有强大的杀灭作用。栓剂可用于治疗滴虫性阴道炎。常用剂型有:0.75%霜剂、洗剂或凝胶,1%霜剂或凝胶。③过氧化苯甲酰(benzoyl peroxide):是苯甲酸的氧化物,本品外用于皮肤后可被还原而释放出游离氧,转变成苯甲酸。游离氧能使痤疮丙酸杆菌等菌体蛋白氧化,菌量减少,从而减少游离脂肪酸。本品具有角质剥脱和角质溶解作用,可用于治疗皮脂腺过度分泌及痤疮。本品还可刺激肉芽生成和上皮细胞增生,用于治疗褥疮、皮肤慢性溃疡。也可配成霜剂、洗剂或凝胶。常用浓度为 2.5％、5％或 10％。常见不良反应有皮肤干燥、皮肤发红、刺痛等。

（3）染料杀菌剂：甲紫（methylisviolaceum），又称龙胆紫，主要对革兰阳性菌、真菌及绿脓杆菌有效。可配成 1％～2％水溶液，主要用于口腔及阴道念珠菌病。

（4）氧化杀菌剂：高锰酸钾（kaliipermanganas），本品遇有机物即释放出氧而发挥强杀细菌和真菌作用，可配成 0.01％～0.02％溶液用于创面冲洗及皮肤消毒等。

6.抗真菌药物

（1）苯甲酸（benzoic acid）：本品具有抗细菌和抗真菌作用。目前主要以 6％～12％浓度与水杨酸等配成醑剂或软膏，用于治疗皮肤真菌感染。

（2）11-烯酸（undecylenic acid）和 11-烯酸锌（zinc undecylenatre）：2％～20％ 11-烯酸粉剂、酊剂、乳膏及软膏均可用于皮肤癣菌病的治疗。

（3）硫化硒（selenium sulfide）：具有抗皮脂溢出作用，还有杀真菌、寄生虫以及抑制细菌的作用，用于治疗花斑糠疹、糠秕马拉色菌毛囊炎。

（4）制霉菌素（nystatin）：有杀菌和抑菌双重活性，是一种非常有效的抗念珠菌药物，但对皮肤癣菌疗效不佳，用于口腔、阴道皮肤念珠菌感染。

（5）唑类药物：通过抑制真菌细胞膜麦角固醇的合成，增加细胞膜通透性而发挥抗真菌作用，属广谱抗真菌剂，也有抗细菌作用。适应于皮肤癣菌感染、皮肤念珠菌病、阴道念珠菌病。主要包括咪康唑（miconazole）、益康唑（econazole）、克霉唑（clotrimazole）、酮康唑（ketoconazole）、联苯苄唑（bifonazole）等。

（6）丙烯胺类：通过抑制真菌角鲨烯环氧化酶，干扰真菌细胞壁麦角固醇的合成，使角鲨烯在细胞内积蓄，导致真菌细胞损伤或死亡而起到杀菌和抑菌作用。对毛癣菌属、小孢子菌属、表皮癣菌属有杀菌作用，对马拉色菌属、念珠菌属及其他酵母菌有抑菌作用，包括萘替芬（naftifine）、布替萘芬（butenafine）、特比萘芬（terbinafine）。

（7）其他抗真菌药物：环吡酮胺（ciclopiroxolamine）、阿莫罗芬（amorolfine）。

7.抗病毒药物

（1）碘苷（idoxuridine）：又称疱疹净，本品对单纯疱疹病毒及腺病毒等 DNA 病毒都有抑制作用。可配成 5％～10％乳膏、软膏及二甲基亚砜制剂。用于治疗疱疹病毒感染、寻常疣及尖锐湿疣等。

（2）酞丁安（phthiobuzone）：又称增光素，对沙眼衣原体有较强的抑制作用，对病毒性疾病也有效。可配成 0.1％～3％霜剂、软膏、混悬液及二甲基亚砜制剂。用于治疗单纯疱疹、带状疱疹及尖锐湿疣。

（3）阿昔洛韦（acyclovir）：具有较强的抗单纯疱疹病毒和水痘-带状疱疹病毒活性，对正常细胞毒性非常小。可配成 2％～5％霜剂、乳膏、软膏及凝胶。用于治疗单纯疱疹、带状疱疹。

（4）喷昔洛韦（penciclovir）：为核苷类抗病毒药，对 Ⅰ、Ⅱ 型单纯疱疹病毒有抑制作用，可配成 1％乳膏，用于治疗疱疹病毒感染。

（5）斑蝥素（cantharidin）：对疱疹病毒等有明显抑制作用，常配成 25％乳剂，用于治疗尖锐湿疣。

(6)足叶草毒素(podophyllotoxin):又称鬼臼毒素,是足叶草脂的主要活性成分,是细胞毒素、细胞分裂抑制剂。疗效优于足叶草脂,局部刺激性及毒性均较足叶草脂低。常配成0.5%酊剂治疗尖锐湿疣。

(7)干扰素(interferon):是病毒或诱导剂进入宿主细胞内诱导该细胞产生的一种糖蛋白,通过与细胞表面的特异性膜受体相结合而发挥抗病毒作用,并有抗细胞增生及免疫增强作用。可配成10000U/mL溶液、4000U/g软膏,用于单纯疱疹、带状疱疹、扁平疣、寻常疣及尖锐湿疣的治疗。

8.杀寄生虫剂

(1)百部(radix stemonae):有杀虫、抗菌和止痒作用。可配成10%~20%酊剂,治疗头虱及阴虱。

(2)克罗米通(crotamiton):对疥螨、虱子等有杀灭作用,可配成10%洗剂或霜剂,用于治疗疥疮和体虱。

(3)六氯苯(hexachlorobezene):简称666,99%以上丙体666称林旦(lindane)。1%林旦乳剂治疗疥疮,1%林旦香波治疗头虱。要注意其中枢毒性,主要用于其他药物无效时,婴幼儿及孕妇慎用。

(4)硫黄(sulfur):本品有止痒、祛脂及角质形成作用,并有杀细菌、真菌、疥虫的作用。5%~10%乳膏、软膏可用于治疗皮肤真菌病,10%软膏、糊剂用于治疗疥疮,5%~10%洗剂可治疗痤疮及脂溢性皮炎。

(5)苯甲酸苄酯(benzyl benzoate):有杀疥虫、虱、蚤等作用。

(6)扑灭司林(permethrin):氯菊酯是人工合成的类除虫菊酯,对哺乳动物低毒、无中枢毒性,5%乳剂治疗疥疮,1%乳剂治疗体虱、阴虱、螨虫感染。对哺乳动物毒性低,可用于儿童。

(7)马拉硫磷(malathion):是有机磷胆碱酯酶抑制剂,对虱等有杀灭作用。常制成0.5%乙醇溶液、1%香波治疗阴虱和头虱。

9.免疫调节药物

(1)他克莫司(tacrolimus):是大环内酯类免疫抑制剂,与T细胞胞质受体免疫亲和蛋白有高度亲和力,结合后能抑制钙调磷酸酶活性,阻止胞质中的核因子亚单位转至胞核内而抑制细胞因子转录,尤其IL-2、IL-4、TNF-α、INF-γ等,从而抑制T细胞活性。体外也可抑制肥大细胞、嗜酸粒细胞和嗜碱粒细胞释放炎症介质,降低朗格汉斯细胞对T细胞刺激活性。可治疗特应性皮炎、扁平苔藓、白癜风、坏疽性脓皮病及银屑病等。

(2)吡美莫司(pimecrolimus):是一类子囊霉素衍生物,与他克莫司结构相似,治疗范围相近。

(3)咪喹莫特(imiquimod):是一种免疫调节剂,能独特地增强获得性及先天性免疫功能,可刺激机体产生IFN、TNF、IL-1、IL-6等细胞因子激发免疫应答,并直接增强B细胞活性和间接增强T细胞活性等从而产生抗病毒、抗肿瘤作用。5%乳膏用于治疗尖锐湿疣、日光性角化病、浅表性基底细胞上皮瘤、鲍温病等。

10.免疫抑制和细胞毒性药物

(1)盐酸氮芥(mustinehydrochloridum):具有较强的细胞毒作用及弱免疫抑制作用。用于治疗银屑病、白癜风、斑秃、蕈样肉芽肿等。常配成0.05%水溶液或酒精溶液(现用现配)。

（2）5-氟尿嘧啶（5-fluorouracil）：抑制胸腺嘧啶核苷酸的合成酶和 DNA 的合成,从而抑制细胞增生。用于治疗日光性角化病、日光性唇炎、寻常疣、扁平疣、尖锐湿疣、浅表性基底细胞癌、黏膜白斑、鲍温病、鲍温样丘疹病、银屑病等。可配成 1％、2％、5％溶液或 0.5％、1％、5％乳剂及凝胶。

（3）喜树碱（camptothecinum）：可抑制 DNA 合成,作用于 DNA 合成期。主要配成 0.1％二甲基亚砜溶液、软膏,用于治疗银屑病、白癜风。

11. 外用防光剂　分为物理性和化学性两种,物理性遮光剂主要是通过将紫外线反射或散射而起到防晒作用,常用 5％二氧化钛（titanium dioxide）、10％氧化锌（zinc oxide）。化学性遮光剂是通过对一定波长光线的固有吸收特性,将光吸收转变为热能或荧光后再释放出去,而使光不能进入皮肤引起损害。常用的有对氨基苯甲酸及其酯类（para-aminobenzoic acid and its esters）、水杨酸酯类（salicylic acid esters）、二苯甲酮类（diphenyl ketonum）、肉桂酸酯类（cinnamic esters）。

12. 角质促成剂　煤焦油（coal tar）、黑豆馏油（pix fabaenigrae）、糠馏油（pityrol）、蒽林（anthralinum）有止痒、消炎、抗菌、角质促成及角质松解等作用。用于治疗慢性湿疹、银屑病、白癜风、瘙痒症等。

13. 角质松解剂　水杨酸（salicylic acid）、乳酸（lactic acid）、丙二醇（propylene glycol）、尿素（urea）、尿囊素（allantoin）具有溶解细胞间基质及软化角质层而起到角质溶解作用,用于鱼鳞病、掌跖角化病、慢性湿疹、银屑病等。

14. 腐蚀剂

（1）冰醋酸（acidumaceticumglaciale）：具有杀菌止痒、角质溶解作用,用于手足多汗、手足癣、甲癣、鸡眼、胼胝等。

（2）三氯醋酸（trichloroacetic acid）：具腐蚀性和吸湿性,可沉淀和凝固蛋白质,有腐蚀、收敛和消毒作用。1％溶液治疗多汗,25％～50％溶液治疗皮赘、胼胝、鸡眼、病毒疣等。

（3）硝酸银（silver nitrate）：0.1％～0.3％水溶液湿敷,用于急性皮炎、渗出性湿疹;1％～2％水溶液有恢复上皮作用,2％～5％水溶液有收敛作用,用于皮炎、急性女阴溃疡;20％以上浓度或硝酸银棒用于鸡眼、胼胝、过度生长的肉芽。

15. 收敛止汗剂　能使蛋白质沉淀,具有收敛作用常用的有硫酸锌（zinc sulfate）、甲醛（formaldehyde）、乌洛托品（urotropine）、氯化铝（aluminium chloride）,用于手足多汗、腋臭等。

16. 脱色剂　能抑制黑素的合成,有使皮肤脱色作用。常用有氢醌（hydroquinone）、壬二酸（azelaic acid）,用于治疗黄褐斑、雀斑及炎症后色素沉着。

17. 其他

（1）米诺地尔（minoxidil）：可增加皮肤血流量,调节免疫,使毛囊体积增大,刺激毛母质细胞的分裂,延长头发的生长周期,促进头发生长。可配成 2％、5％溶液,对斑秃及雄激素源性脱发有一定疗效。

（2）辣椒辣素（capsaicin）：为茄科植物衍化而来的一种天然产生的生物碱,可阻断皮肤中由各种化学物质所诱发的轴突反射性血管扩张,可以拮抗和耗竭 P 物质,用于治疗银屑病、皮肤瘙痒症、带状疱疹后遗神经痛等。

(3)维生素 D_3 类似物:骨化三醇(calcitriol)、他卡西醇(tacalcitol)、钙泊三醇(calcipotriol),可以抑制角质形成细胞的增殖并诱导其分化,治疗银屑病、角化异常性皮肤病、毛发红糠疹、先天型鱼鳞病、Reiter 病等。

(二)外用药物的剂型

1.溶液(solution)　是一种或多种药物的水溶液,具有清洁、收敛作用,主要用于湿敷。常用生理盐水、高锰酸钾、呋喃西林、硼酸等,用于湿敷、洗涤。湿敷是治疗急性湿疹的重要方法。

2.振荡剂(shake lotion)　当粉悬浮于液体中时,粉与液体的混合物形成振荡剂,又称洗剂,具有止痒散热作用。如果粉与水处于某种比例而使其具有类似生面团样稠度时则称为干糊。振荡剂可分为水性,由水和药物组成,醇性,用 50%～75% 乙醇作为溶剂,与水性相比,本型蒸发快,干燥和冷却作用强,但刺激性较大;水醇性,溶剂由水和醇混合组成,兼具两者优点。

3.粉剂(powder)　粉混合物是非常缓和的外用药物,有干燥、保护和散热作用。常用于急性皮炎无渗出皮损,尤其适用于间擦部位。

4.软膏(ointment)　为有一定稠度的单纯油脂制剂,如油脂中加入 15%氧化锌形成锌软膏。软膏应用广泛,但易污染衣物。40%水杨酸软膏可用于治疗鸡眼、胼胝及疣等。

5.糊剂(paste)　为含有 25%～50%固体粉末成分的软膏,有一定吸水和收敛作用,多用于渗出较少的亚急性皮炎湿疹,但毛发部位不宜使用。

6.乳剂(emulsion)　液体和脂肪在乳化剂作用下产生的混合物。通常包括两种类型:①水包油型(O/W),水为连续相,油为分散相,也称为霜剂(cream),适用于油性皮肤。②油包水型(W/O),油为连续相,主要用于干燥皮肤。

7.酊剂(tincture)　为药物的乙醇溶液,最初起源于草药泡浸的乙醇溶液。有清凉、止痒及因所含药物不同而起的作用。常用的有 2.5%的碘酊。

8.油剂(oil)　植物油溶解药物或与药物混合而成,有清洁和润滑作用,主要用于亚急性皮炎和湿疹。常用的有氧化锌油等。

9.硬膏(plaster)　由脂肪酸盐、树脂和橡胶等组成的黏柔带韧性的固体制剂,优点是黏着力强、作用持久、简便清洁,可阻止水分散失、软化皮肤以及增加药物渗透性。但因基质中含有松香、树脂、抗氧化剂、橡胶老化剂及羊毛脂而具有致敏性。

10.搽剂(liniment)　为专供揉擦或涂抹皮肤表面的一种外用液体制剂,系将药物溶解于乙醇或植物油中而制成。可分为①溶液型:将药物溶解于乙醇中,但与酊剂不同,本品中尚有混悬药物。②混悬型:药物溶解于植物油中,必要时略加热以促进溶解。③乳浊型:根据药物的不同性质,采用适当乳化剂制成。搽剂因含乙醇有利于药物渗透吸收,油类可起润滑柔软吸收和保护作用。

11.凝胶(gel)　由高分子化合物和有机溶剂如丙二醇等为基质配成的外用药物。凝胶凉爽润滑、经皮吸收效果好、刺激弱,急慢性皮炎均可使用。常用的有阿达帕林凝胶。

(三)外用药治疗原则

外用药的治疗主要是病因治疗和对症处理。

首先应选择正确的药物种类,根据皮肤病的病因及发病机制进行选择,如细菌性皮肤病应选用抗细菌药物,病毒性皮肤病应选用抗病毒药物,真菌性皮肤病应选用抗真菌药物,变态反应性皮肤病宜选用糖皮质激素或抗组胺剂等。

治疗过程中要掌握药物的药理作用和浓度,如水杨酸和焦油类低浓度是角质促成剂,高浓度是角质剥脱剂。低浓度的硝酸银溶液有收敛作用,而硝酸银棒有腐蚀作用。此外,年龄、性别、部位不同选择药物的浓度也有差异,儿童、妇女、屈侧皱褶等部位皮肤柔嫩,宜选择温和低浓度的药物;掌跖可用高浓度药物。一般都应由低浓度逐渐至高浓度,注意个体差异,预防药物不良反应。

其次应选择合理的剂型。根据皮肤病的皮疹特点进行选择。急性皮炎仅有红斑、丘疹而无渗液时,可选用粉剂或洗剂,如炉甘石洗剂;如炎症较重,甚至有糜烂渗出时,应选用溶液湿敷。亚急性期皮炎干燥脱屑、渗液不多时,可选用油剂、乳剂、霜剂或糊剂。慢性皮炎可选用乳剂、软膏、硬膏、酊剂等。单纯瘙痒无皮疹时可选用乳剂、酊剂等。

最后详细向患者解释用法和注意事项。用药应当个体化,根据患者具体情况向患者详细说明使用方法、使用部位、时间、次数,以及可能出现的不良反应及其处理方法等。

三、皮肤性病的物理疗法

物理疗法是指利用各种物理因子如光、电、热、水、低温等来治疗皮肤疾病的方法,与皮肤科密切相关的治疗方法有电疗、光疗、冷冻疗法、水疗及放射疗法。

（一）电疗

1. 电疗法　电疗法(electrolysis)是利用直流电对机体内电解质产生的电解作用,即于阴极附近组织中产生具有强腐蚀作用的 NaOH 破坏组织,从而达到治疗目的。可用于治疗小皮赘、睑黄瘤、病毒疣、毛细血管扩张症、蜘蛛痣、局限性多毛症等。

2. 电离子透入疗法　电离子透入疗法(ionotherapy)指利用直流电的电场作用将带有电荷的药物离子导入皮肤,而非电离性药物则借助电泳作用进入皮肤;另外,直流电作用导致角质层发生改变,增加了对药物的渗透,因而具有直流电和药物双重作用。可用于治疗手足多汗症、汗腺炎、腋臭、慢性溃疡、局限性硬皮病、慢性前列腺炎、扁平苔藓、增生性瘢痕等。

3. 高频电外科治疗　高频电外科治疗(high-frequency electrosurgery)是利用高频震荡电流产生的电火花或电场的快速改变,使组织内分子快速振荡而产生高热,破坏并去除赘生物或病变组织的一种治疗方法。皮肤科常用电流振荡频率为 $1\sim3MHz$,根据治疗作用的方式不同可分为电火花、电干燥疗法、电凝固疗法、高频电脱毛等临床适应证较为广泛,可用于多种皮肤病的治疗如各种良性皮肤赘生物、癌前病变及直径小于 2cm 的基底细胞癌和鳞状细胞癌等。治疗时应注意无菌操作,避免损伤骨、关节、软骨。瘢痕体质和安装心脏起搏器者不宜使用此疗法。

4. 射频疗法　射频是介于调幅和调频无线电波之间的电磁波,通过选择性电热作用对组织进行切割、切除、破坏、止血及电凝等,从而达到治疗疾病的方法。可用于换肤、去眼袋与重睑术、瘢痕整复、脱毛和毛发移植、血管瘤、痤疮、酒渣鼻等。

（二）光疗

1. 红外线　红外线(infrared ray)由热光源产生,为不可见光线,对机体主要产生热效应,可使局部血管扩张,血流加快,改善局部血液循环,新陈代谢旺盛,加速组织的再生能力,促进白细胞浸润,增强单核吞噬细胞系统吞噬功能,提高人体抗感染能力,进而促进炎症消退和组织修复,还能松弛肌肉,解痉止痛。可用于各种感染如疖、毛囊炎等,慢性皮肤溃疡,冻疮,多形红斑及雷诺征等。

2. 紫外线 紫外线(ultraviolet ray)为不可见光,分为短波紫外线(UVC,波长 180～280nm)、中波紫外线(UVB,波长 290～320nm)及长波紫外线(UVA,波长 320～400nm)。医用紫外线主要是 UVB 和 UVA,其生物学效应有加速血液循环、促进合成维生素 D、抑制细胞过度生长、杀菌、镇痛、止痒、促进上皮再生和色素生成及免疫抑制作用。适用于银屑病、玫瑰糠疹、白癜风、慢性溃疡、带状疱疹、痤疮及皮肤感染等。一般 10 次为一疗程。照射时注意保护眼睛及非照射区皮肤。活动性肺结核、着色性干皮病、光敏感者、皮肌炎、系统性红斑狼疮、甲亢或严重心、肝、肾疾病禁用。

(1)窄波 UVB(narrow-band UVB):波长为 311nm,因波长单一,其紫外线的不良反应相对减少,治疗作用相对增强。适用于银屑病、白癜风、特应性皮炎、早期蕈样肉芽肿等疾病。

(2)光化学疗法(photochemotherapy):是利用内服或外用光敏剂加紫外线照射引起光化学反应来治疗皮肤病的一种方法。目前最常用的光敏剂是补骨脂素(psoralen),包括 8-甲氧补骨脂素(8-MOP)、三甲基补骨脂素(TMP)及 5-甲氧补骨脂素(5-MOP)等,其中 5-MOP 引起光毒性反应相对较轻,目前我国以 8-MOP 最常用。中药补骨脂、白芷等也是光化学物质。补骨脂素加长波紫外线(UVA)被称为 PUVA。光敏剂在紫外线的作用下可使表皮细胞内 DNA 复制延缓,抑制免疫反应,抑制细胞增生和炎症。PUVA 疗法一般为口服 8-MOP 0.6mg/kg,2h 后或外用 0.1%～0.5% 8-MOP 酊剂 1 小时后进行 UVA 照射,一般先从 0.3～0.5 最小光毒量开始,为 0.5～1J/cm^2,逐渐增加 UVA 剂量,每周 3 次,大部分皮损消退后次数逐渐减少。PUVA 可应用于治疗银屑病、白癜风、蕈样肉芽肿、特应性皮炎、斑秃、掌跖脓疱病、手部湿疹等,而禁用于白内障、肝病、卟啉病、着色性干皮病、红斑狼疮、恶性肿瘤、孕妇及儿童等人群。不良反应包括皮肤色素沉着、红斑反应、胃肠反应、白内障、皮肤光老化、头痛、肝损害、光毒性反应、诱发皮肤肿瘤。治疗期间禁食胡萝卜、香菜、芹菜、无花果、芥末等,忌用其他光敏感性药物或吩噻嗪类药物。长期治疗者定期检查血象、肝肾功能、晶状体及皮肤肿瘤等。

(3)UVA1 光疗法:近年来,UVA1(波长为 340～400nm)光疗法在皮肤科的临床应用逐渐增多,穿透性较深,无光敏剂所致的不良反应和光毒性反应,UVA1 可诱导 T 细胞凋亡,因而可用于特应性皮炎、硬皮病和蕈样肉芽肿等的治疗,UVA1 主要诱导早期凋亡或预编程序的细胞死亡,研究显示还可以抑制 TNF-α、IL-12、IFN-γ、ICAM-1,促进胶原酶的合成等。仅适用于 PUVA 和 UVB 等治疗无效或不耐受的患者,且禁用于对 UVA 和 UVB 高度敏感者、HIV 感染者、服用光敏药物者、皮肤肿瘤患者、孕妇和哺乳期患者等。

3. 激光 激光(laser)是能够产生激光的物质在特殊的条件下发生离子数反转、通过谐振腔的作用放射出来的光,具有高亮度(高功率)、单色性、相干性好的特点。依其能量释放方式,一般可分为连续激光和脉冲激光。前者如二氧化碳激光、氦氖激光、氩离子激光等,后者如各种 Q 开关激光、脉冲二氧化碳激光。根据发光物质的不同,激光可分为气体、液体和固体激光。

在皮肤性病科可用于激光手术、激光理疗和激光动力学疗法等,近年来,"光热分离"理论的提出,激光治疗范围更加广泛。皮肤科常用的激光主要有以下几类。

(1)激光手术:用二氧化碳激光器(属远红外线)等发生高功率激光破坏组织,适用于各种皮肤良性赘生物,如寻常疣、尖锐湿疣、跖疣、软纤维瘤、脂溢性角化病、鸡眼、汗管瘤、化脓性肉芽肿等。

(2)激光理疗:氦氖激光器等产生的低功率激光,能改善局部微循环,促进组织新陈代谢、促进炎症吸收和创伤修复,可用于治疗皮肤黏膜溃疡、带状疱疹及后遗神经痛、斑秃、毛囊炎、疖肿、甲沟炎等。

(3)光动力学疗法(photodynamictherapy,PDT):是光敏剂进入皮损后照射特定波长的激光,产生单态氧或其他自由基,达到破坏组织细胞的目的,而对正常组织损伤极小。皮肤科最常用的光敏剂是 5-氨基酮戊酸(5-aminolevulinic acid,ALA),为一种卟啉前体,一般外涂后 3~4h 照射。常用光源有氩离子染料激光(630nm)、非连续性激光(卟啉可用 505、580、630nm)、脉冲激光(金蒸气激光)等。适应证有鲜红斑痣、日光性角化病、痤疮、尖锐湿疣、Bowen 病、基底细胞上皮瘤、蕈样肉芽肿等。不良反应为局部灼热感、红斑、疼痛。

(4)选择性激光:1983 年"光热分离"理论的提出,使激光的选择作用得到明显提高,如果脉冲时间短于靶组织的热弛豫时间,靶区皮肤组织吸收特定波长的激光能量就不致引起相邻组织的损伤,只出现局部范围内的热破坏效应,从而提高治疗的选择作用。这种激光包括:511nm 或 578nm 铜蒸汽脉冲激光、578nm 或 585nm 可调染料脉冲激光,可用于治疗鲜红斑痣、毛细血管扩张、蜘蛛痣、血管角皮瘤、红色文身等;694nm Q 开关脉冲红宝石激光、755nm Q 开关紫翠玉激光、1064nm Nd:YAG Q 开关激光,可用于治疗皮肤真皮层褐色或黑色皮病如太田痣、异物色素沉着、黑色文身等;532nm Q 开关激光、510nm 染料激光可用于治疗皮肤浅层褐色或红色病变如鲜红斑痣、雀斑、咖啡斑等;2940nm 铒激光和超脉冲二氧化碳激光除可用于治疗皮肤皱纹外,还可用于治疗面部痤疮瘢痕、部分良性浅表性皮肤肿瘤。

(5)激光脱毛:根据选择性光热作用的原理,选择对毛囊和毛干中的黑素颗粒具有良好吸收性的特定波长激光,并选择合适的脉宽和能量,使毛囊达到破坏又不损伤其周围组织。有两种方式,一是利用脉冲半导体激光(800nm)、Q 开关脉冲红宝石激光(694nm)、Q 开关翠绿宝石激光(755nm)直接照射皮肤,这种方法对白种人并具有黑毛或棕色毛发的患者效果最佳,对黄种人有引起正常皮肤色素减退的不良反应;另一种通过含有微小碳颗粒(1~5μm)的碳霜对所治疗区域进行均匀涂抹后,用 1064nm Nd:YAG Q 开关激光照射治疗部位,利用碳粒对 1064nm 的光吸收强于黑素,可避免对正常皮肤可能引起皮肤色素减退的不良反应。

(6)308nm 准分子激光:是氯化疝准分子激光器发出的脉冲激光,通过硅纤维束传导到发射手柄。其属于 UVB 范畴,主要作用机制是诱导皮损内 T 细胞凋亡,且引起凋亡的能力比 NB-UVB 高数倍,临床上可用于银屑病、白癜风、特应性皮炎等治疗。不良反应主要是治疗部位的红斑、水疱。

4. 强脉冲光 强脉冲光(intense pulsed light,IPL)波长 400~1200nm,属于非相干光。临床可用于治疗色素性皮肤疾病、血管性皮肤疾病、脱毛、消除细小皱纹等。适应证可分为Ⅰ型和Ⅱ型:Ⅰ型光嫩肤技术适用于表皮和真皮浅层的病变,如雀斑、黄褐斑、色素沉着、良性血管性病变和皮肤异色症等;Ⅱ型光嫩肤技术适用于治疗涉及真皮变化的皮肤损伤,如毛孔粗大、弹性组织变性和皱纹、多毛等。

(三)冷冻疗法

冷冻疗法(cryotherapy)是利用制冷剂产生低温,使病变组织的细胞内冰晶形成、细胞脱水、脂蛋白复合物变性及局部血液循环障碍,进而使病变组织坏死达到治疗的目的。冷冻剂主要有液氮($-196℃$)、二氧化碳雪($-70℃$)等。皮肤科以液氮最常用,它具有制冷温度低、无毒性、应用方便安全、价格低廉等优点。冷冻时可按皮损大小及形状选择适当的冷冻头进行接触冷冻,亦可用喷射冷冻或棉签浸蘸液氮冷冻。冷冻后局部组织发白、肿胀。一般冷冻后 1~2d 内起水疱,然后干燥结痂,10~14d 脱痂而愈,留有色素沉着斑或色素减退斑,时间长后可自然消退。适用于各种疣、结节性痒疹、血管瘤、化脓性肉芽肿、雀斑、脂溢性角化病、化脓性肉芽肿、瘢痕疙瘩、鸡眼等。不良反应主要有疼痛、继发感染及色素异常等。

(四)微波疗法

微波(microwave)是一种超高频电磁波,可使病变组织中电解质偶极子、离子随微波的频率改变而发生趋向运动,微波的热效应可改善局部营养代谢、促进组织再生,同时有解痉、止痛、消炎等作用,热凝固可使病变组织坏死;非热效应具有抗菌作用。适用于增生性皮肤病如各种疣、皮赘、血管瘤、脂溢性角化病、汗管瘤、化脓性肉芽肿等。

(五)水疗法

水疗(hydrotherapy)也称浴疗,是利用水的温热作用和清洁作用以及加入水中药物的作用来治疗皮肤病的方法。常用的有淀粉浴、温泉浴、人工海水浴、高锰酸钾浴、补骨脂素浴、中药浴等。适用于银屑病、慢性湿疹、瘙痒症、慢性单纯性苔藓、红皮病等。

(六)放射疗法

放射疗法(radiotherapy)是利用某些设备或核素产生的射线来治疗某些恶性肿瘤和良性皮肤病的方法。皮肤科常用的放射源有浅层 X 线、核素和电子束三种,但近年来 X 线在皮肤科已经较少应用。放射治疗时应注意防护,特别是眼、甲状腺、胸腺、乳腺、阴囊等重要部位。同一部位 X 线照射不应过量,以免引起放射性皮炎。

1.浅层 X 线治疗　可抑制核酸合成,使 DNA 产生突变或影响蛋白质合成,以致细胞死亡,它主要抑制分化不良的或增生的细胞。可用于局限性慢性单纯性苔藓、慢性湿疹、瘢痕疙瘩、手足多汗症、草莓状和海绵状血管瘤、恶性皮肤肿瘤等。

2.放射性核素治疗　主要是利用^{32}磷和^{90}锶能放射出纯 β 射线,能量强,穿透力小,作用表浅,不损伤深部组织。主要用局部贴敷治疗,可用于各种增殖性皮肤病如血管瘤(特别是草莓状和海绵状血管瘤)、瘢痕疙瘩、恶性肿瘤(基底细胞上皮瘤、蕈样肉芽肿)等的治疗。

3.电子束　常用的是电子直线加速器,其产生的电子束穿透力可调节。可应用于治疗人体皮肤广泛浸润的疾病如蕈样肉芽肿、皮肤鳞状细胞癌,浅层电子束结合局部手术等综合措施治疗瘢痕疙瘩有效

四、皮肤外科疗法

皮肤外科治疗在我国开展很早,可用于皮肤肿瘤的切除、活体组织取材、清理皮肤创伤、改善或恢复皮肤异常功能及纠正某些美容上的缺陷。

1.匙刮术　是一种利用刮匙刮除皮肤浅表病变组织的治疗方法,具有简便、易行等优点,

一般不留瘢痕。主要用于各种疣(如传染性软疣、寻常疣)、脂溢性角化病、粟丘疹、化脓性肉芽肿、皮肤囊肿等的治疗。

2.切割术　是指用五锋切割刀做局部切割,破坏局部皮肤增生、扩张的毛细血管,以达到减轻或消退红斑、恢复组织正常形态或刺激头皮促使毛发生长的治疗方法,主要用于酒渣鼻、毛细血管扩张症及斑秃等的治疗。

3.皮肤磨削术　皮肤磨削术(dermabrasion)是利用电动磨削器或微晶体磨削皮肤,减轻或消除凹凸性病变及常规方法难以治疗的皮损,或为美容目的削去一些正常组织的治疗方法。适应于面部各种瘢痕(如痤疮、水痘、颜面播散性粟粒狼疮、脓皮病及烧伤等遗留的瘢痕)、色素性损害(如爆炸伤引起的粉尘染色、文身及雀斑等)、良性肿瘤(如汗管瘤、汗孔角化症、皮脂腺瘤等)以及酒渣鼻、口角放射纹、鼻红粒病、皮肤淀粉样变、皱纹等皮肤病的治疗近年来随着磨削工具的改进,磨削术的应用范围更广,是一种集整容和治疗某些皮肤疾患为一体的有效方法,已成为皮肤外科的重要治疗手段。瘢痕体质者禁用。

4.化学剥脱术　化学剥脱术是指在色素性皮损或某些皮肤病上涂以腐蚀性药物,使皮肤发生接触性皮炎,待表皮剥脱或使表皮坏死结痂脱落,色素性或其他损害随之消失,以达到治疗目的。常用的药物有酚、三氯醋酸和水杨酸适用于光老化类皮肤病(如日光性角化等)、色素性皮肤病(如雀斑、炎症后色素沉着、雀斑样痣、黄褐斑等)、其他皮肤病(如脂溢性角化病、疣、痤疮、浅表瘢痕等)。不良反应主要为色素异常如色素沉着或色素减退,因此避免日晒或直接照射紫外线。

5.皮肤移植术　皮肤移植术(skin transplantation)是把人体或动物的皮肤从其原来生长的部位移植到另一个部位或机体。包括游离皮片移植术、皮瓣移植术和表皮移植。是皮肤外科用以覆盖创面,促进创口早愈及治疗部分局限性皮肤病的方法。游离皮片有刃厚皮片(厚度约0.2mm,含少许真皮乳头)、中厚皮片(约为皮肤厚度的1/2,含表皮和部分真皮)和全层皮片(含真皮全层),适用于浅表性皮肤溃疡、烧伤后皮肤修复、肿瘤切除、瘢痕切除后皮肤修复等。皮瓣移植是同时转移相邻部位的皮肤和皮下脂肪,有血液供应,易于成活,适用于较大皮肤肿瘤切除后修复或较深的创伤修复。向体表皮移植适用于白癜风、无色素性痣的治疗,是采用负压吸引法分别在正常皮肤供皮区和白斑皮肤受皮区吸疱(表皮下水疱),再将供皮区疱壁移至受皮区,使移植处皮肤色素恢复。

6.毛发移植术　毛发移植术主要用于修复雄激素源性脱发,是将健康毛发植入秃毛区,用来治疗永久性脱发、久治不愈的斑秃、早秃及脱眉等。按受植床的准备方式分为小孔植发、微孔植发以及切线或切口植发三种。体内存在脱发的潜在病因,如严重的心肝肾疾病等,供区毛发质量差等不宜手术。

7.腋臭手术疗法　用于治疗较严重腋臭,有3种方法:①全切术:切除全部腋毛区的皮肤,适用于腋毛范围小的患者。②部分切除加剥离术:切除大部分腋毛区皮肤,剩余腋毛区用刀沿真皮下分离,剥离或刮除顶泌汗腺导管和腺体,缝合皮肤。③剥离术:沿腋窝皮纹切开,将毛区部位的皮肤真皮和脂肪层分离,破坏所有的顶泌汗腺导管和腺体,然后缝合,术后切口小,恢复快,愈后瘢痕小。

8. 皮肤外科手术

(1)皮肤组织病理检查:是皮肤科临床常用的诊断手段,常用的取材方法包括钻孔取材和手术刀取材两种。适用于某些皮肤肿瘤、癌前期病变、角化性皮肤病、病毒性皮肤病、肉芽肿性疾病、结缔组织疾病等的诊断。

(2)皮肤良性肿瘤切除术:手术方法基本上按照普通外科的梭形切除法,剥离法切除肿瘤。适用于纤维瘤、皮肤囊肿、脂肪瘤、脂溢性角化病、疣状痣、皮脂腺痣等的治疗。

(3)皮肤恶性肿瘤切除术:皮肤恶性肿瘤的早期诊断和彻底治疗是十分重要的。目前所采用的手术方式可分为两大类,即根治性切除和姑息性切除。Mohs 显微外科(Mohs micrographic surgery)切除技术是皮肤外科手术的发展,将切除组织立即冰冻切片进行病理检查,以确定进一步切除的范围。用于体表恶性肿瘤如基底细胞上皮瘤、鳞状细胞癌等的切除,此法皮肤肿瘤根治率高。近年来还开展了术中快速免疫组化检查,增加了对肿瘤细胞的鉴别能力。

五、皮肤性病的预防

皮肤性病发病率高,又严重影响患者的身心健康,认真做好各类皮肤性病的预防工作,对减少皮肤性病的发生和流行有着重要的意义。皮肤性病的预防要有整体的观念,要防止重治轻防、重局部轻整体的倾向。要注意皮肤性病与环境、精神因素等的关系,重视卫生防治知识的宣传教育,根据不同疾病的病因、流行规律、疾病的性质等不同而采取相应的措施。

1. 感染性皮肤性病的预防　如麻风、结核、艾滋病、梅毒、淋病、脓疱疮、疥疮、真菌病等,应格外强调预防为主,控制好传染源,切断传播途径。

2. 职业性皮肤病的预防　调查工作环境中化学物质与发病的关系,找出病原,改进相应的劳动条件和生产流程等,针对不同的环节做好个人防护。

3. 超敏反应性皮肤病的预防　详细询问发病与各种因素的关系,查找过敏原,避免再次接触或摄入;对有药物过敏的患者,尽量找出致敏药物,并向患者和家属交代清楚,禁用有关致敏药物,并注意避免使用与致敏药物结构相似的药物。

4. 瘙痒性皮肤病的预防　积极寻找并去除病因,避免可能加重的刺激性因素如搔抓、热水烫洗及食用辛辣刺激性食物等,注意受损皮肤屏障的修复及保湿护理。

5. 美容、美肤导致的皮肤病的预防　化妆品的不恰当使用导致了化妆品皮炎、激素依赖性皮炎等逐渐增多。应加强美容化妆卫生知识的宣传,使患者了解皮肤的常规护理和保养,不要轻信各种快速美白、嫩肤产品和美容措施,慎重对待美容手术,可减少各种美容操作而导致的皮肤病的发生。

6. 皮肤肿瘤的预防　避免日光长期、过度曝晒,避免接触化学致癌物质,定期专科检查,早期发现并治疗。

第二章　过敏性皮肤病

第一节　特应性皮炎

特应性皮炎(atopic dermatitis,AD)是一种慢性、复发性、炎症性皮肤病。由于患者常合并过敏性鼻炎、哮喘等其他特应性疾病,故被认为是一种系统性疾病。AD患者往往有剧烈瘙痒,严重影响生活质量。过去30年全球范围内AD患病率逐渐增加,发达国家儿童AD患病率达10%～20%,我国AD患病率的增加晚于西方发达国家和日本、韩国,但近10年来增长迅速。1998年我国采用Williams诊断标准进行的流行病学调查显示,学龄期青少年(6～20岁)AD的总患病率为0.70%,2002年10城市学龄前儿童(1～7岁)的患病率为2.78%,2012年上海地区3～6岁儿童患病率达8.3%。2014年,采用临床医生诊断标准,我国12个城市1～7岁儿童AD患病率达到12.94%,1～12月婴儿AD患病率达30.48%。

为了规范和指导AD的诊断和治疗,中华医学会皮肤性病学分会免疫学组分别于2008年和2014年制定了我国第1版和第2版AD诊疗指南。近6年来,国内外AD的研究进展很快,为此,中华医学会皮肤性病学分会免疫学组和特应性皮炎协作研究中心组织相关专家对AD指南进行了修订,希望有助于我国皮肤科医生在临床实践中的学习和应用。

一、病因及发病机制

AD的发病与遗传和环境等因素关系密切。父母亲等家族成员有过敏性疾病史是本病的最强风险因素,遗传因素主要影响皮肤屏障功能与免疫平衡。本病患者往往有多种免疫学异常,其中Th2的活化为重要特征,还可有皮肤屏障功能减弱或破坏如表皮中聚丝蛋白(filaggrin)减少或缺失。环境因素包括气候变化、生活方式改变、不正确的洗浴、感染原和变应原刺激等。现代生活方式(过于卫生、西式饮食等)及环境暴露(环境污染、被动吸烟等)等可能通过表观遗传修饰引起免疫系统与皮肤屏障异常,参与AD的发病。此外,心理因素(如精神紧张、焦虑、抑郁等)也在AD的发病中发挥一定作用。

虽然AD的确切发病机制尚不清楚,但目前研究认为,免疫异常、皮肤屏障功能障碍、皮肤菌群紊乱等因素是本病发病的重要环节。Th2型炎症是AD的基本特征,IL-4和IL-13是介导AD发病的重要细胞因子,主要由Th2细胞、嗜碱性粒细胞和2型固有淋巴样细胞(innate lymphoid cells)等产生。在AD的慢性期,皮损中还可见Th1、Th17和Th22的混合炎症浸润。Filaggrin等基因突变导致的皮肤屏障功能障碍使外界环境物质(如微生物和过敏原)易于侵入表皮而启动Th2型炎症,朗格汉斯细胞和皮肤树突细胞通过对变应原的提呈参与了这一过程。Th2型炎症因子可以抑制角质形成细胞屏障相关蛋白的表达,进一步破坏皮肤屏障功能。AD皮损和外观正常皮肤常伴有以金黄色葡萄球菌定植增加和菌群多样性下降为主要表现的皮肤菌群紊乱,以及所导致的代谢等功能异常,促进了皮肤炎症的进展。反复搔抓是导致皮肤炎症加重和持续的重要原因,搔抓促使角质形成细胞产生炎症介质,也会导致自身抗原释放,产生针对自身抗原的IgE。非免疫性因素如神经-内分泌因素也可参与皮肤炎症的发生和发展。

二、临床表现

本病通常初发于婴儿期,1岁前发病者约占全部患者的50%,但近来发现,晚发患者并不少见。该病呈慢性经过,临床表现多种多样,最基本的特征是皮肤干燥、慢性湿疹样皮损和明显瘙痒。我国儿童AD患者病情严重度大多为轻度(74.6%),其次为中度(23.96%),重度较少(1.44%)。根据在不同年龄段的表现,分为婴儿期(出生至2岁)、儿童期(>2~12岁)、青少年与成人期(>12~60岁)和老年期(>60岁)四个阶段。婴儿期:皮损多分布于两颊、额部和头皮,皮疹以急性湿疹表现为主,后逐渐蔓延至四肢伸侧;儿童期:多由婴儿期演变而来,也可不经过婴儿期而发生,多发生于面颈、肘窝、腘窝和小腿伸侧,以亚急性和慢性皮损为主要表现,皮疹往往干燥肥厚,有明显苔藓样变;青少年与成人期:皮损与儿童期类似,也以亚急性和慢性皮炎为主,主要发生在肘窝、腘窝、颈前等部位,也可发生于躯干、四肢、面部、手部,大部分呈干燥、肥厚性皮炎损害,部分患者也可表现为痒疹样;老年期是近几年来逐渐被重视的一个特殊类型,男性多于女性,皮疹通常严重而泛发,甚至出现红皮病。

根据实验室检查特征和皮肤炎症模式,可将AD分为若干类型:①根据总IgE水平和是否有特异性IgE,分为内源型和外源型,内源型指血清总IgE水平正常(<200kU/L),无特应性疾病史,缺乏过敏原特异性IgE;外源型指以高水平IgE为特征,有个人或家族性的特应性疾病史及食物和/或吸入性过敏原特异性IgE水平增高。②根据皮肤炎症模式,分为以Th2、Th22、Th17和Th1为主,或者几种混合的炎症模式,如儿童期AD以Th2型炎症为主,而成人期AD则以Th2/Th22型混合炎症为主,亚裔以Th2/Th17混合炎症为主。

AD患者有一些有助于疾病诊断的特征性表现,包括皮肤干燥、鱼鳞病、毛周角化、掌纹症、手足部皮炎/湿疹、眼睑湿疹、乳头湿疹、唇炎、复发性结膜炎、眶下褶痕、鼻下和耳根皱褶处湿疹、眶周黑晕、白色糠疹、出汗时瘙痒、对羊毛敏感、过度虫咬反应、白色划痕等。部分患者可同时有其他过敏性疾病,如过敏性哮喘、过敏性鼻结膜炎等。我国研究数据显示,16.7%的AD患者同时有哮喘,33.7%同时患有过敏性鼻结膜炎,这些皮肤以外过敏性疾病的发病率随着年龄的增长而增长。此外,由于长期慢性炎症反应,慢性病程患者合并发生精神神经系统疾病、炎性肠病、类风湿性关节炎、心血管疾病和淋巴瘤风险明显增高。

三、AD的诊断

如果患者表现为湿疹样皮损,应当怀疑有AD的可能,需详细询问病史、家族史,结合临床表现和全面体检进行诊断。必要时进行外周血嗜酸性粒细胞计数、血清总IgE、过敏原特异性IgE、嗜酸性粒细胞阳离子蛋白及斑贴试验等检测。AD是一种异质性疾病,表现多种多样,诊断需要一定标准。目前国外常用的诊断标准包括Hanifin-Rajka标准和Williams标准。主要标准:皮肤瘙痒。次要标准:①屈侧受累史,包括肘窝、腘窝、踝前、颈部(10岁以下儿童包括颊部皮疹)。②哮喘或过敏性鼻炎史(或在4岁以下儿童的一级亲属中有特应性疾病史)。③近年来全身皮肤干燥史。④有屈侧湿疹(4岁以下儿童面颊部/前额和四肢伸侧湿疹)。⑤2岁前发病(适用于>4岁患者)。确定诊断:主要标准+3条或3条以上次要标准。我国学者康克非、张建中等和姚志荣等也提出了诊断标准。

张建中等提出的中国AD诊断标准:①病程超过6个月的对称性湿疹。②特应性个人史和/或家族史(包括湿疹、过敏性鼻炎、哮喘、过敏性结膜炎等)。③血清总IgE升高和/或外周血嗜酸性粒细胞升高和/或过敏原特异性 IgE 阳性(过敏原特异性 IgE 检测 2 级或 2 级以上阳性)。符合第 1 条,另外加第 2 条或第 3 条中的任何 1 条即可诊断 AD。此标准在诊断青少年和成人 AD 方面敏感性高于 Hanifin-Rajka 标准和 Williams 标准。

姚志荣等提出的中国儿童 AD 临床诊断标准:①瘙痒。②典型的形态和部位(屈侧皮炎)或不典型的形态和部位同时伴发干皮症。③慢性或慢性复发性病程。同时具备以上 3 条即可诊断 AD。典型的形态和部位(屈侧皮炎)包括儿童面部和肢端受累;非典型的形态和部位包括:①典型的湿疹样皮疹,发生在非屈侧部位(头皮皮炎、眼睑湿疹、乳头湿疹、外阴湿疹、钱币状湿疹、指尖湿疹、非特异性手部或足部皮炎/特应性冬季足、甲或甲周湿疹和身体其他部位的湿疹样皮疹)。②非典型湿疹样皮疹,单纯糠疹、唇炎、耳下和耳后/鼻下裂隙、痒疹、汗疱疹、丘疹性苔藓样变异。此标准的敏感性也高于 Hanifin-Rajka 标准和 Williams 标准。

Williams 标准在过去数年中应用较广。张氏标准推荐用于成人/青少年 AD 的诊断,姚氏标准推荐用于儿童 AD 的诊断。

AD 有典型表现者诊断并不困难,但临床上有部分患者临床表现不典型,勿轻易排除 AD 的诊断,应当仔细检查和问诊,必要时进行长期随访。

AD 的鉴别诊断包括脂溢性皮炎、接触性皮炎、银屑病、鱼鳞病、疥疮、副银屑病、嗜酸性粒细胞增多性皮炎、皮肤 T 细胞淋巴瘤、Netherton 综合征、高 IgE 综合征、朗格汉斯细胞组织细胞增生症、Wiskott-Aldrich 综合征、AD 样移植物抗宿主病(GVHD)等。

AD 严重度的评价方法较多,常用的有 AD 评分(SCORAD)、湿疹面积和严重程度指数评分(EASI)、研究者整体评分法(IGA)、瘙痒程度视觉模拟尺评分(VAS)等。根据 SCORAD 评分,将病情分为轻度(SCORAD:0~24 分)、中度(SCORAD:25~50 分)、重度(SCORAD:>50 分)。疾病严重度评估可作为制定治疗方案的依据。

四、治疗与管理

治疗的目的是缓解或消除临床症状,消除诱发和/或加重因素,减少和预防复发,减少或减轻并发症,提高患者的生活质量。正规和良好的治疗及疾病管理可使 AD 症状完全消退或显著改善,患者可享受正常生活。

(一)疾病管理与患者教育

由于本病是慢性复发性疾病,需要长期治疗,应建立起良好的医患关系,通过对疾病全程管理获得最佳疗效。患者教育十分重要,医生应向患者和家属说明本病的性质、临床特点和注意事项。同时应与患者及家属详细分析寻找其发病病因和诱发加重因素(包括非特异性诱发因素,以及特异性过敏原诱发因素等),告知其回避策略。应对患者的病史、病程、皮损面积和严重程度等进行综合评估,确定治疗方案,力争在短期内控制疾病。医生还应向患者解释药物使用的方法,可期望疗效和可能的不良反应等。在随访过程中,医生应当仔细观察患者的病情变化,及时调整治疗方案,并通过维持治疗,尽可能长期控制症状,减少复发。

(二)基础治疗

1.洗浴 合理的洗浴不仅可以去除皮肤表面污秽痂皮,还可以降低皮肤表面金黄色葡萄球菌定植数量。建议洗浴温度在 32~37℃,洗浴时间 5~10min。推荐使用低敏无刺激的洁肤用品,其 pH 值最好接近正常表皮 pH 值(约为 6)。如皮损有感染倾向,可在盆浴时加入次氯酸钠(0.005%漂白粉浴)以抑制细菌活性,有助于病情缓解。洗浴频度以每日或隔日 1 次为宜。

2.恢复和保持皮肤屏障功能　外用保湿润肤剂是 AD 的基础治疗,有助于恢复皮肤屏障功能。保湿润肤剂不仅能阻止水分丢失,还能修复受损的皮肤屏障,减弱外源性不良因素的刺激,从而减少疾病的发作次数和严重度。建议患者选用合适自己的保湿润肤剂,建议足量多次使用,沐浴后应该立即使用。冬季根据皮肤干燥情况可选用富含脂类的润肤剂。建议儿童每周用量至少 100g,成人每周用量 250g。

3.改善环境　避免各种机械、化学物质刺激,如搔抓、摩擦,毛织物、酸性物质、漂白剂等刺激,及时清除汗液对皮肤的刺激;避免饮酒和辛辣食物;避免过度干燥和高温等刺激,适宜居住温度为 18～22℃;控制环境中致敏物,如尘螨、动物皮屑、花粉等。

4.食物干预　据研究,5 岁以下儿童常见食物过敏原为牛奶、鸡蛋、小麦、花生和大豆;5岁以上儿童常见食物过敏原为坚果、贝壳类和鱼;青少年和成人食物过敏少见,个别人有花粉相关食物过敏,如桦树花粉相关的食物如苹果、芹菜、胡萝卜和榛果。如果食物和皮疹间的因果关系明确,建议避食 4～6 周,观察皮疹改善情况,如患者既往无严重过敏反应史,必要时进行食物激发试验。除非明确食物和发疹之间的因果关系,否则不推荐盲目避食,过度避食可导致营养不良。

5.避免接触过敏　变态反应性接触性过敏反应在 AD 患者中常见,发生率为 6%～60%,常见的接触致敏物为镍、新霉素、香料、甲醛、防腐剂、羊毛脂和橡胶等。建议 AD 患者尽可能避免接触上述致敏物。

(三)外用药物治疗

1.外用糖皮质激素(topical corticosteroids,TCS)　TCS 是 AD 的一线疗法。根据患者的年龄、皮损性质、部位及病情程度选择不同剂型和强度的糖皮质激素制剂,以快速有效控制炎症,减轻症状。TCS 强度一般可分为四级(超强效,0.1%氟轻松乳膏,0.05%氯倍他索乳膏;强效,0.05%卤米松乳膏、0.05%二丙酸倍他米松乳膏、0.1%戊酸倍他米松乳膏、0.25%去羟米松软膏剂及乳膏;中效,0.05%丙酸氟替卡松乳膏、0.1%糠酸莫米松乳膏、0.1%丁酸氢化可的松乳膏、0.1%曲安奈德乳膏;弱效,氢化可的松乳膏、0.05%地奈德乳膏/软膏),初治时应选用足够强度的制剂,以求在数天内迅速控制炎症,炎症控制后逐渐过渡到中弱效TCS 或钙调神经磷酸酶抑制剂(topical calcineurin inhibitors,TCI)。面颈部及皱褶部位推荐短期使用中弱效 TCS。肥厚性皮损可选用封包疗法。急性期泛发性严重或者顽固皮损推荐短期(通常 3d,时间不超过 14d)湿包治疗,可快速有效控制症状,该疗法特别适用于不宜系统用药的儿童患者,但要注意长期大面积使用 TCS 可能导致皮肤和系统不良反应。

中重度或易复发 AD 患者当皮损控制后,应过渡到长期"主动维持治疗"(proactive treatment),即在易复发的原有皮损区每周 2 次外用 TCS 或 TCI,配合全身外用保湿润肤剂,能有效减少复发,减少外用糖皮质激素用量。

有不少患者过于担心外用糖皮质激素的不良反应,常常心存顾虑,甚至拒绝使用,医生要耐心解释正规使用药物的安全性、用药量、用药方法、用药频度、疗程、如何调整药物等,消除患者顾虑,提高治疗的依从性。

2.外用 TCI　此类药物是治疗 AD 重要的抗炎药物,推荐用于面颈部、褶皱部位以及乳房、肛门外生殖器部位控制炎症与瘙痒症状或用于主动维持治疗减少复发。1%吡美莫司乳膏多用于轻中度 AD,0.03%(儿童用)与 0.1%(成人用)他克莫司软膏用于中重度 AD。TCI

长期使用不会引起皮肤屏障破坏、皮肤萎缩等不良反应。不良反应主要为局部烧灼和刺激感,大部分患者可随用药时间延长而逐步消失;部分患者(特别是急性期时)不能耐受药物刺激反应,建议先用 TCS 控制急性症状后,转换为 TCI 维持治疗。

3. 其他外用药 氧化锌油(糊)剂、黑豆馏油软膏等对 AD 也有效;生理氯化钠溶液及其他湿敷药物对于 AD 急性期的渗出有较好疗效;外用磷酸二酯酶 4(PDE-4)抑制剂软膏已在美国获批治疗 2 岁及以上轻度至中度 AD。

(四)系统治疗

1. 口服抗组胺药物 用于 AD 瘙痒的辅助治疗,特别是对于伴有荨麻疹、过敏性鼻炎等过敏并发症的患者,推荐使用第二代非镇静抗组胺药治疗,必要时可以加倍剂量治疗;对于瘙痒明显或伴有睡眠障碍患者可尝试选用第一代或第二代抗组胺药,考虑到第一代抗组胺药对睡眠质量(快速动眼期延迟并减少)及学习认知能力的影响,不推荐长期使用第一代抗组胺药,特别是儿童。

2. 免疫抑制剂 适用于重度 AD 且常规疗法不易控制的患者,使用时间多需 6 个月以上。应用免疫抑制剂时必须注意适应证和禁忌证,并且应密切监测不良反应。

环孢素应用最多,起始剂量 3~5mg/(kg·d),分 2 次口服,控制病情后渐减量至最小剂量维持 0.5~1mg/(kg·d),疗程建议不超过 2 年;也可尝试环孢素间断治疗方法。用药期间应监测血压和肾功能,有条件可检测环孢素血药浓度,用药期间建议不要同时进行光疗。

甲氨蝶呤每周 10~15mg,可顿服,也可分 2 次服用。用药前应询问肝病史及饮酒史等。

硫唑嘌呤每日 50~100mg,可先从小剂量开始,用药前需进行巯基嘌呤甲基转移酶(TPMT)基因分型检测,期间严密监测血象,若有血红蛋白和白细胞减少,应立即停药。

3. 系统应用糖皮质激素 原则上尽量不用或少用此类药物。对病情严重、其他药物难以控制的急性发作期患者可短期应用,2014 版美国 AD 治疗指南推荐用药剂量为 0.5~1.0mg/(kg·d),但考虑到我国的实际用药情况,推荐剂量 0.5mg/(kg·d)(以甲泼尼松龙计),病情好转后及时减量停药,对于较顽固病例,可先用糖皮质激素治疗,之后逐渐过渡到免疫抑制剂或紫外线疗法。应避免长期应用,以防止或减少不良反应的发生。

4. 生物制剂 Dupilumab 是白细胞介素 4(IL-4/13)受体 α 链的全人源单克隆抗体,可阻断 IL-4 和 IL-13 的生物学作用,对成人中重度 AD 具有良好疗效,已在欧美国家上市。用法为首次 600mg 皮下注射,之后每 2 周 300mg 皮下注射,4~6 周起效,配合外用药物及保湿剂可用于长期维持治疗,部分患者用药后可发生结膜炎。

5. Janus 激酶抑制剂 Janus 激酶(Janus kinase,JAK)抑制剂可以阻断多种参与免疫应答和炎症因子信号传递。口服和局部外用 JAK 抑制剂均显示了良好的疗效。Baricitinib 可抑制 JAK1 和 JAK2,口服 4mg/d 加外用糖皮质激素 16 周治疗成人中重度 AD,其 EASI-50 应答率为 61%。Upadacitinib 为选择性 JAK1 抑制剂,对成人中重度 AD 也显示出较好疗效;托法替尼(tofacitinib,选择性 JAK1 和 JAK3 抑制剂)软膏每天 2 次外用治疗轻度 AD,用药 4 周后 73% 的患者皮损清除或几乎清除。

6. 其他 在我国,硫代硫酸钠、复方甘草酸苷针剂用于急性发作期控制症状,但需要高质量循证医学证据。

(五)紫外线疗法

紫外线是治疗 AD 的有效方法,适用于中重度成人 AD 患者慢性期、苔藓化皮损,控制瘙

临床皮肤性病诊断与治疗

痒症状及维持治疗。优先选择安全有效的窄谱中波紫外线(NB-UVB)和中大剂量 UVA1 治疗,配合外用糖皮质激素及保湿剂。NB-UVB 不推荐用于急性发作期治疗,而 UVA1 可用于急性期控制症状。光疗后应注意使用保湿润肤剂。12 岁以下儿童应避免使用全身紫外线疗法,日光暴露加重症状的 AD 患者不建议紫外线治疗,紫外线治疗不宜与外用钙调磷酸酶抑制剂联合。

(六)瘙痒的治疗

瘙痒是 AD 的最主要症状,可引起睡眠障碍甚至身心问题,影响患者生活质量,同时"瘙痒-搔抓"恶性循环可能诱发加重 AD,控制瘙痒症状是 AD 治疗的主要目的之一。润肤剂、抗组胺药、外用抗炎药物、系统性抗炎药、生物制剂、光疗等对于瘙痒都有良好疗效。对于慢性顽固性瘙痒(尤其夜间剧烈瘙痒)如上述治疗控制欠佳者,可尝试米氮平、普瑞巴林、帕罗西汀、纳曲酮等系统止痒药治疗,但要注意其不良反应。

(七)抗微生物治疗

1. 抗细菌治疗 AD 皮损存在金黄色葡萄球菌定植增加,TCS、TCI 及 0.005% 漂白粉浴可减少金黄色葡萄球菌的定植率,只有在有明显感染征象时短期系统或外用抗生素治疗,系统性抗生素可根据药敏结果选择青霉素类或第一代头孢类抗生素,疗程一般 1~2 周;外用抗菌药物也以 1~2 周为宜,时间过长可能导致耐药和过敏的发生。

2. 抗病毒治疗 AD 患者容易发生严重病毒性皮肤感染,发生疱疹性湿疹时应积极给予系统抗病毒治疗如阿昔洛韦、伐昔洛韦等。

3. 抗真菌治疗 一种"头颈部"AD 亚型或抗马拉色菌 IgE 阳性患者,马拉色菌可能参与其发病,外用或系统使用唑类抗真菌药可能有效。

(八)过敏原特异性免疫治疗

尽管证据级别不高和研究的异质性较强,仍有较多的研究证实,尘螨过敏原特异性免疫治疗可有效改善病情,降低疾病严重度和减少复发次数,降低患者发生气道过敏的风险,尤其是对尘螨过敏且病情严重的 AD 患者。建议治疗周期大于 3 年。

(九)AD 的阶梯治疗

基础治疗:健康教育,使用保湿润肤剂,寻找并避免或回避诱发因素(非特异因素、过敏原回避等)。

轻度患者:根据皮损及部位选择 TCS/TCI 对症治疗,必要时口服抗组胺药治疗合并过敏症(荨麻疹、过敏性鼻炎)或止痒;对症抗感染治疗。

中度患者:根据皮损及部位选择 TCS/TCI 控制症状,必要时湿包治疗控制急性症状;TCS/TCI 主动维持治疗,NB-UVB 或 UVA1 治疗。

重度患者:住院治疗,系统用免疫抑制剂,如环孢素、甲氨蝶呤、硫唑嘌呤、吗替麦考酚酯,短期用糖皮质激素(控制急性严重顽固性皮损),Dupilumab,UVA1 或 NB-UVB 治疗。

第二节 荨麻疹

为了更好地指导荨麻疹的诊断和治疗,规范广大医务工作者并造福患者,中华医学会皮肤性病学分会荨麻疹研究中心结合近年国内外荨麻疹研究的进展,在 2014 版指南的基础上,予以进一步补充、完善,制订了《中国荨麻疹诊疗指南(2018 版)》。该指南以 2014 版中国荨麻疹诊疗指南为蓝本,参考美国 2014 年及欧洲 2017 年版荨麻疹诊疗指南,先后在 PubMed、中国知网等数据库搜集整理近 5 年内的高质量文献,与中华医学会皮肤性病学分会荨麻疹研究中心的几十位专家开展多次现场会议讨论而制定,有望为荨麻疹的诊疗提供更丰富、有效、权威的参考依据。该指南适用于中国成人及儿童荨麻疹患者,可供广大医疗机构及临床医务工作者参考应用。

一、定义

荨麻疹是由于皮肤、黏膜小血管扩张及渗透性增加出现的一种局限性水肿反应。临床上表现为大小不等的风团伴瘙痒,约 20％ 的患者伴有血管性水肿。慢性荨麻疹是指风团每天发作或间歇发作,持续时间＞6 周。

二、病因

荨麻疹的病因较为复杂,依据来源不同通常分为外源性和内源性。外源性原因多为一过性,如物理因素(摩擦、压力、冷、热、日光照射等)、食物(动物蛋白如鱼虾类、蛋类等,蔬菜或水果类如柠檬、杧果、西红柿等,以及酒、饮料等)、腐败食物和食品添加剂等,药物(免疫介导的如青霉素、磺胺类、血清制剂、各种疫苗等,非免疫介导的肥大细胞释放剂如吗啡、可待因、阿司匹林等)、植入物(人工关节、吻合器、心脏瓣膜、骨科用钢板或钢钉及节育器等)等。内源性原因多为持续性,包括慢性隐匿性感染(细菌、真菌、病毒、寄生虫等感染,如幽门螺杆菌感染在少数患者可能是重要的因素)、劳累、维生素 D 缺乏或精神紧张、针对 IgE 或高亲和力 IgE 受体的自身免疫反应以及慢性疾病如风湿热、系统性红斑狼疮、甲状腺疾病、淋巴瘤、白血病、炎症性肠病等。通常急性荨麻疹常可找到原因,而慢性荨麻疹的病因多难以明确,且很少由变应原介导的 I 型变态反应所致。

三、发病机制

肥大细胞是荨麻疹发病中关键的效应细胞,通过免疫和非免疫机制被诱导活化。免疫机制包括针对 IgE 或高亲和力 IgE 受体的自身免疫反应、IgE 依赖的 I 型变态反应、抗原抗体复合物以及补体系统活化等途径;非免疫性机制包括直接由肥大细胞释放剂或食物中小分子化合物诱导的假变应原反应,或非甾体抗炎药改变花生四烯酸代谢等。肥大细胞脱颗粒后,导致组胺、多种炎症因子如肿瘤坏死因子(TNF)-α 和白细胞介素(IL)-2、3、5、13 以及白三烯 C4、D4 和 E4 等的产生,影响荨麻疹发生、发展、预后和治疗反应。嗜碱性粒细胞、嗜酸性粒细胞、B 细胞和 T 细胞的参与使荨麻疹的炎症反应更加复杂,而组胺非依赖炎症反应是抗组胺药治疗抵抗的基础。凝血系统异常激活也被认为参与荨麻疹发病。少数荨麻疹患者肥大细胞活化的机制并不清楚,甚至其发病可能不依赖肥大细胞。

四、临床表现及分类

荨麻疹临床表现为风团和/或血管性水肿,发作形式多样,风团的大小和形态不一,多伴有瘙痒。病情严重的急性荨麻疹还可伴有发热、恶心、呕吐、腹痛、腹泻、胸闷及喉梗阻等全身症状。按照发病模式,结合临床表现,可将荨麻疹进行临床分类。不同类型荨麻疹的临床表现有一定差异,见表 2-1。

表 2-1 荨麻疹的分类及定义

类型	定义
自发性	
急性自发性荨麻疹	自发性风团和/或血管性水肿发作≤6 周
慢性自发性荨麻疹	自发性风团和/或血管性水肿发作＞6 周
诱导性	
物理性	
人工荨麻疹（皮肤划痕症）	机械性切力后 1～5min 内局部形成条状风团
冷接触性荨麻疹	遇到冷的物体（包括风、液体、空气等），在接触部位形成风团
延迟压力性荨麻疹	垂直受压后 30min 至 24h 局部形成红斑样深在性水肿，可持续数天
热接触性荨麻疹	皮肤局部受热后形成风团
日光性荨麻疹	暴露于紫外线或可见光后发生风团
振动性血管性水肿	皮肤被振动刺激后数分钟内出现局部红斑和水肿
胆碱能性荨麻疹	皮肤受产热刺激如运动、摄入辛辣食物或情绪激动时发生直径 2～3mm 的风团，周边有红晕
非物理性	
水源性荨麻疹	接触水后发生风团
接触性荨麻疹	皮肤接触一定物质后发生瘙痒、红斑或风团

五、诊断与鉴别诊断

1. 病史及体检 应详尽采集病史并完成视诊、触诊等皮肤科专科检查，包括可能的诱发因素及缓解因素、病程、发作频率、皮损持续时间、昼夜发作规律、风团大小及数目、风团形状及分布、是否合并血管性水肿、伴随瘙痒或疼痛程度、消退后是否有色素沉着，是否伴恶心、呕吐、腹痛、腹泻、胸闷及喉梗阻等全身症状，个人或家族的过敏史以及个人感染史、内脏病史、外伤史、手术史、用药史、心理及精神状况、月经史、生活习惯、工作和生活环境以及既往治疗反应等，以便于明确诊断、评估病情及了解病因。

2. 实验室检查 通常不需要做过多的检查。一般情况下急性患者可通过检查血常规初步了解发病是否与感染相关。慢性患者如病情严重、病程较长或对常规剂量的抗组胺药治疗反应差时，可考虑行相关的检查，如血常规、粪虫卵、肝肾功能、免疫球蛋白、红细胞沉降率、C反应蛋白、补体、相关自身抗体和 D-二聚体等，以排除感染及风湿免疫性疾病等。必要时可进行变应原筛查、自体血清皮肤试验、幽门螺杆菌感染检测、甲状腺自身抗体测定和维生素 D 的测定等，以尽可能找出可能的发病因素。诱导性荨麻疹还可根据诱因不同，做划痕试验、光敏实验、冷热临界阈值等检测，以对病情严重程度进行评估。IgE 介导的食物变态反应可提示机体对特定食物的敏感性，其结果对明确荨麻疹发病诱因有一定参考价值，但对多数慢性荨麻疹发病诱因的提示作用较为有限。

3. 分类诊断 结合病史和体检，将荨麻疹分为自发性和诱导性。前者根据病程是否＞6周分为急性与慢性，后者根据发病是否与物理因素有关，分为物理性和非物理性荨麻疹。可以有两种或两种以上类型荨麻疹在同一患者中存在，如慢性自发性荨麻疹合并人工荨麻疹。

4. 鉴别诊断 主要与荨麻疹性血管炎鉴别，后者通常风团持续 24h 以上，可有疼痛感，皮损恢复后留有色素沉着,病理提示有血管炎性改变。另外还需要与表现为风团或血管性水肿形成的其他疾病如荨麻疹型药疹、血清病样反应、丘疹性荨麻疹、败血症、成人 Still 病、遗传性血管性水肿、大疱性类天疱疮、肥大细胞增生症、全身炎症反应综合征、严重过敏反应等鉴别,可依据其他临床表现、实验室检查或组织病理学检查明确。

5.病情评估　荨麻疹对患者的生活、工作、心理都会产生一定的影响,常用慢性荨麻疹患者生活质量评估问卷(chronic urticaria quality of life question-naire,CU-Q2oL)和血管性水肿患者生活质量评估问卷(angioedema quality of life questionnaire,AE-QoL)来评估疾病的影响程度。荨麻疹的活动度常用 7 日荨麻疹活动度评分(urticaria activity score 7,UAS7)以及血管性水肿活动度评分(angioedema activity score,AAS)来评价。其中,UAS7 主要对 1 周内每天发作的风团数目和瘙痒程度进行统计:风团数目分为无(0 个/24h)、轻(<20 个/24h)、中(20～50 个/24h)、重(>50 个/24h)4 个等级,分别记为 0～3 分;瘙痒程度分为无(无瘙痒)、轻(有瘙痒,不明显)、中(明显瘙痒,但尚不影响日常生活或睡眠)、重(严重瘙痒,不能忍受,严重困扰日常生活或睡眠)4 个等级,分别记为 0～3 分。每日评分记风团与瘙痒总分,范围为 0～6 分,1 周连续最高评分为 42 分;若周评分小于 7 分,提示疾病控制;若周评分大于 28 分,则提示病情严重。而治疗对患者疾病的控制程度常用荨麻疹控制程度测试(urticaria controltest,UCT)来衡量。

六、治疗

1.患者教育　应告知荨麻疹患者尤其是慢性荨麻疹患者,本病病因不明,病情反复发作,病程迁延,除极少数并发呼吸道或其他系统症状,绝大多数呈良性经过;该病具有自限性,治疗的目的是控制症状,提高患者生活质量。

2.病因治疗　消除诱因或可疑病因有利于荨麻疹自然消退。治疗上主要从以下几方面考虑:①详细询问病史是发现可能病因或诱因的最重要方法。②对诱导性荨麻疹,避免相应刺激或诱发因素可改善临床症状,甚至自愈。③当怀疑药物特别是非甾体抗炎药和血管紧张素转换酶抑制剂诱导的荨麻疹时,可考虑避免(包括化学结构相似的药物)或用其他药物替代。④临床上怀疑与各种感染和/或慢性炎症相关的慢性荨麻疹且其他治疗抵抗或无效时可酌情考虑抗感染或控制炎症等治疗,部分患者可能会受益,如抗幽门螺杆菌治疗对与幽门螺杆菌相关性胃炎有关的荨麻疹有一定疗效。⑤对疑为与食物相关的荨麻疹患者,应鼓励患者记食物日记,寻找可能的食物过敏原并加以避免,特别是一些天然食物成分或某些食品添加剂可引起非变态反应性荨麻疹。⑥对自体血清皮肤试验阳性或证实体内存在针对 FceRIa 链或 IgE 自身抗体的患者,常规治疗无效且病情严重时可酌情考虑加用免疫抑制剂、自体血清注射治疗或血浆置换等。

3.控制症状　药物选择应遵循安全、有效和规律使用的原则,旨在完全控制荨麻疹症状,提高患者的生活质量。推荐根据患者的病情和对治疗的反应制定并调整治疗方案。

(1)急性荨麻疹的治疗:去除病因,治疗上首选第二代非镇静抗组胺药,常用的第二代抗组胺药包括西替利嗪、左西替利嗪、氯雷他定、地氯雷他定、非索非那定、阿伐斯汀、依巴斯汀、依匹斯汀、咪唑斯汀、苯磺贝他斯汀、奥洛他定等。在明确并祛除病因以及口服抗组胺药不能有效控制症状时,可选择糖皮质激素:泼尼松 30～40mg/d,口服 4～5d 后停药,或相当剂量的地塞米松静脉或肌内注射,特别适用于重症或伴有喉头水肿的荨麻疹患者;1∶1000 肾上腺素注射液 0.2～0.4mL 皮下或肌内注射,可用于急性荨麻疹伴休克或严重的荨麻疹伴血管性水肿患者。儿童患者应用糖皮质激素时可根据体重酌情减量。

(2)慢性荨麻疹的治疗:见图 2-1。

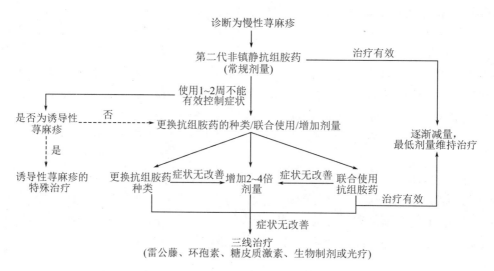

图 2-1　慢性荨麻疹治疗流程

一线治疗:首选第二代非镇静抗组胺药,治疗有效后逐渐减少剂量,以达到有效控制风团发作为标准,以最小的剂量维持治疗。慢性荨麻疹疗程一般不少于 1 个月,必要时可延长至 3～6 个月,或更长时间。第一代抗组胺药治疗荨麻疹的疗效确切,但中枢镇静、抗胆碱能作用等不良反应限制其临床应用,因此不作为一线选择。

二线治疗:第二代抗组胺药常规剂量使用 1～2 周后不能有效控制症状时,考虑到不同个体或荨麻疹类型对治疗反应的差异,可更换抗组胺药品种,或联合其他第二代抗组胺药以提高抗炎作用,或联合第一代抗组胺药睡前服用以延长患者睡眠时间,或在获得患者知情同意情况下将原抗组胺药增加 2～4 倍剂量。

三线治疗:上述治疗无效的患者,可考虑选择以下治疗。雷公藤多甙片,每日 1～1.5mg/kg,分 3 次口服,使用时需注意对造血系统的抑制、肝脏的损伤及生殖毒性等不良反应。环孢素,每日 3～5mg/kg,分 2～3 次口服,因其不良反应发生率高,只用于严重的、对任何剂量抗组胺药均无效的患者。生物制剂,如奥马珠单抗(omalizumab,抗 IgE 单抗),对多数难治性慢性荨麻疹有较好疗效,推荐按 150～300mg 剂量皮下注射,每 4 周注射 1 次,但需注意其罕见的过敏反应。糖皮质激素,适用于上述治疗效果不佳的患者,一般建议予泼尼松 0.3～0.5mg/(kg·d)(或相当剂量的其他糖皮质激素)口服,好转后逐渐减量,通常疗程不超过 2 周,不主张常规使用。国外有研究显示,部分难治性慢性荨麻疹采用补骨脂素长波紫外线(PUVA)或中波紫外线均有一定治疗作用,并以 PUVA 疗效更佳。

诱导性荨麻疹的治疗:基本治疗原则同自发性荨麻疹,首选第二代非镇静抗组胺药,效果不佳时酌情加倍剂量。但部分诱导性荨麻疹对常规抗组胺药反应较差,治疗无效的情况下,要选择一些特殊治疗方法,见表 2-2。奥马珠单抗已经成功用于治疗寒冷性荨麻疹、延迟压力性荨麻疹、热接触性荨麻疹、日光性荨麻疹及人工荨麻疹等。

表 2-2　部分诱导性荨麻疹的治疗选择

类型	特殊治疗方法[a]
人工荨麻疹	①减少搔抓。②联合酮替芬 1mg 每日 1～2 次。③窄谱 UVB、UVA1 或 PUVA
冷接触性荨麻疹	①联合赛庚啶 2mg 每日 3 次。②联合多塞平 25mg 每日 2 次。③冷水适应性脱敏
胆碱能性荨麻疹	①联合达那唑 0.6g/d，初期可按每天 2～3 次，每次 0.2～0.3g 口服，以后逐渐减为 0.2～0.3g/d。②联合酮替芬 1mg 每日 1～2 次。③逐渐增加水温和运动量。④汗液脱敏治疗
延迟压力性荨麻疹	通常抗组胺药无效，可选择：①联合孟鲁司特每日 10mg。②糖皮质激素，如泼尼松每日 30～40mg。③难治患者可选择氨苯砜每日 50mg 口服。④柳氮磺胺吡啶每日 2～3g，口服
日光性荨麻疹	①羟氯喹，每次 0.2g，每日 2 次。②UVA 或 UVB 脱敏治疗。③阿法诺肽（afamelanotide）16mg 皮下单次注射

注：[a] 适用于成人；UVB 中波紫外线；UVA 长波紫外线；PUVA 补骨脂素长波紫外线

（3）妊娠和哺乳期妇女及儿童等特殊人群的治疗：原则上，妊娠期应尽量避免使用抗组胺药。但如症状反复发作，严重影响患者生活和工作，必须采用抗组胺药治疗，应告知患者目前无绝对安全可靠的药物。现有的研究仅为西替利嗪的小样本研究和氯雷他定的荟萃分析，尚无由于怀孕期间使用第二代抗组胺药而导致婴儿出生缺陷的报道，因此在权衡利弊情况下可选择相对安全可靠的第二代抗组胺药，如氯雷他定、西替利嗪和左西替利嗪。所有抗组胺药都可能经乳汁分泌，因第一代抗组胺药可能引起婴儿食欲降低和嗜睡等反应，应避免使用。哺乳期也首选无镇静作用的第二代抗组胺药。另外，现有的临床试验也证实孕期使用奥马珠单抗具有安全性，无致畸性，可在抗组胺药疗效不佳时酌情使用。

无镇静作用的第二代抗组胺药也是治疗儿童荨麻疹的一线选择。同样，在治疗无效的患儿中，建议在患者监护人知情同意的情况下酌情增加剂量（按体重调整）。要关注镇静类抗组胺药给患儿学习等带来的影响。

老年人应优先选用二代抗组胺药，以避免一代抗组胺药可能导致的中枢抑制作用和抗胆碱作用，防止由此引起的跌倒风险及青光眼、排尿困难、心律失常等不良反应的出现。

对于合并肝肾功能异常的荨麻疹患者，应在充分阅读药物使用说明书后，根据肝肾受损的严重程度合理调整抗组胺药物的种类和剂量。如依巴斯汀、氯雷他定等主要通过肝脏代谢，西替利嗪等则经由肾脏代谢，在出现肝肾功能不全时，这些药物应酌情减量或换用其他种类抗组胺药物。

第三节　湿疹

湿疹是由多种内外因素引起的一种具有明显渗出倾向的炎症性皮肤病，伴有明显瘙痒，易复发，严重影响患者的生活质量。本病是皮肤科常见病，我国一般人群患病率约为 7.5%，美国为 10.7%。

一、病因与发病机制

湿疹的病因目前尚不明确。机体内因包括免疫功能异常（如免疫失衡、免疫缺陷等）和系统性疾病（如内分泌疾病、营养障碍、慢性感染、肿瘤等）以及遗传性或获得性皮肤屏障功能障碍。外因如环境或食品中的过敏原、刺激原、微生物、环境温度或湿度变化、日晒等均可以引发或加重湿疹。社会心理因素如紧张焦虑也可诱发或加重本病。

本病的发病机制尚不明确。目前多认为是机体内部因素如免疫功能异常、皮肤屏障功能障碍等基础上,由多种内外因素综合作用的结果。免疫性机制如变态反应和非免疫性机制如皮肤刺激均参与发病过程。微生物可以通过直接侵袭、超抗原作用或诱导免疫反应引发或加重湿疹。

二、临床表现

湿疹临床表现可以分为急性、亚急性及慢性三期。急性期表现为红斑、水肿基础上粟粒大丘疹、丘疱疹、水疱、糜烂及渗出,病变中心往往较重,而逐渐向周围蔓延,外围又有散在丘疹、丘疱疹,故境界不清。亚急性期红肿和渗出减轻,糜烂面结痂、脱屑。慢性湿疹主要表现为粗糙肥厚、苔藓样变,可伴有色素改变,手足部湿疹可伴发甲改变。皮疹一般对称分布、常反复发作,自觉症状为瘙痒,甚至剧痒。

三、实验室检查

主要用于鉴别诊断和筛查可能病因,血常规检查可有嗜酸粒细胞增多,还可有血清嗜酸性阳离子蛋白增高,部分患者有血清 IgE 增高,变应原检查有助于寻找可能的致敏原,斑贴试验有助于诊断接触性皮炎,真菌检查可鉴别浅部真菌病,疥虫检查可协助排除疥疮,血清免疫球蛋白检查可帮助鉴别具有湿疹皮炎皮损的先天性疾病,皮损细菌培养可帮助诊断继发细菌感染等,必要时应行皮肤组织病理学检查。

四、诊断和鉴别诊断

湿疹的诊断主要根据临床表现,结合必要的实验室检查或组织病理学检查。特殊类型的湿疹根据临床特点进行诊断,如干燥性湿疹、自身敏感性皮炎、钱币状湿疹等;非特异者可根据临床部位进行诊断,如手湿疹、小腿湿疹、肛周湿疹、乳房湿疹、阴囊湿疹、耳湿疹、眼睑湿疹等;泛发性湿疹指多部位同时发生的湿疹。湿疹严重程度可根据其面积和皮疹的特点进行评分。

需与下列疾病鉴别:①应与其他各类病因和临床表现特异的皮炎相鉴别,如特应性皮炎、接触性皮炎、脂溢性皮炎、淤积性皮炎、神经性皮炎等。②应与类似湿疹表现的疾病相鉴别,如浅部真菌病、疥疮、多形性日光疹、嗜酸粒细胞增多综合征、培拉格病和皮肤淋巴瘤等。③与少见的具有湿疹样皮损的先天性疾病相鉴别,如 Wiskott-Aldrich 综合征、选择性 IgA 缺乏症、高 IgE 复发感染综合征等。

五、治疗

主要目的是控制症状、减少复发、提高患者生活质量。治疗应从整体考虑,兼顾近期疗效和远期疗效,特别要注意治疗中的医疗安全。

1. 基础治疗

(1)患者教育:需要说明疾病的性质、可能转归、疾病对机体健康的影响、有无传染性、各种治疗方法的临床疗效及可能的不良反应等,指导患者寻找和避免环境中常见的变应原及刺激原,避免搔抓及过度清洗,对环境、饮食、使用防护用品、皮肤清洁方法等也应提出相应建议。

（2）避免诱发或加重因素：通过详细采集病史、细致体检、合理使用诊断试验，仔细查找各种可疑病因及诱发或加重因素，以达到去除病因、治疗的目的，如干燥性湿疹应治疗使皮肤干燥的因素，感染性湿疹应治疗原发感染等。

（3）保护皮肤屏障功能：湿疹患者皮肤屏障功能有破坏，易继发刺激性皮炎、感染及过敏而加重皮损，因此保护屏障功能非常重要。应选用对患者皮肤无刺激的治疗，预防并适时处理继发感染，对皮肤干燥的亚急性及慢性湿疹加用保湿剂。

2.局部治疗 应根据皮损分期选择合适的药物剂型。急性期无水疱、糜烂、渗出时，建议使用炉甘石洗剂、糖皮质激素乳膏或凝胶；大量渗出时应选择冷湿敷，如3％硼酸溶液、0.1％盐酸小檗碱溶液、0.1％依沙吖啶溶液等；有糜烂但渗出不多时可用氧化锌油剂。亚急性期皮损建议外用氧化锌糊剂、糖皮质激素乳膏。慢性期皮损建议外用糖皮质激素软膏、硬膏、乳剂或酊剂等，可合用保湿剂及角质松解剂，如20％～40％尿素软膏、5％～10％水杨酸软膏等。

外用糖皮质激素制剂依然是治疗湿疹的主要药物。初始治疗应该根据皮损的性质选择合适强度的糖皮质激素：轻度湿疹建议选弱效糖皮质激素如氢化可的松、地塞米松乳膏；重度肥厚性皮损建议选择强效糖皮质激素如哈西奈德、卤米松乳膏；中度湿疹建议选择中效激素，如曲安奈德、糠酸莫米松等。儿童患者、面部及皮肤皱褶部位皮损一般弱效或中效糖皮质激素即有效。强效糖皮质激素连续应用一般不超过2周，以减少急性耐受及不良反应。钙调神经磷酸酶抑制剂如他克莫司软膏、吡美莫司乳膏对湿疹有治疗作用，且无糖皮质激素的副作用，尤其适合头面部及间擦部位湿疹的治疗。细菌定植和感染往往可诱发或加重湿疹，因此抗菌药物也是外用治疗的重要方面。可选用各种抗菌药物的外用制剂，也可选用糖皮质激素和抗菌药物的复方制剂。其他外用药如焦油类、止痒剂、非甾体抗炎药外用制剂等，可以根据情况选择应用。

3.系统治疗

（1）抗组胺药：根据患者情况选择适当抗组胺药止痒抗炎。

（2）抗生素：对于伴有广泛感染者建议系统应用抗生素7～10d。

（3）维生素C、葡萄糖酸钙等有一定抗过敏作用，可以用于急性发作或瘙痒明显者。

（4）糖皮质激素：一般不主张常规使用。但可用于病因明确、短期可以祛除病因的患者，如接触因素、药物因素引起者或自身敏感性皮炎等；对于严重水肿、泛发性皮疹、红皮病等为迅速控制症状也可以短期应用，但必须慎重，以免发生全身不良反应及病情反跳。

（5）免疫抑制剂：应当慎用，要严格掌握适应证。仅限于其他疗法无效、有糖皮质激素应用禁忌证的重症患者，或短期系统应用糖皮质激素病情得到明显缓解后，需减用或停用糖皮质激素时使用。

4.物理治疗 紫外线疗法包括UVA1（340～400nm）照射、UVA/UVB照射及窄谱UVB（310～315nm）照射，对慢性顽固性湿疹具有较好疗效。

六、复诊及随访

本病易复发，建议患者定期复诊。急性湿疹患者最好在治疗后1周、亚急性患者在治疗后1～2周、慢性患者在治疗后2～4周复诊一次。复诊时评价疗效、病情变化、是否需进一步检查以及评价依从性等。对于反复发作、持续不愈的病例，要注意分析其原因，常见的原因有：①刺激性因素。由于皮肤屏障功能的破坏，新的或弱刺激原、甚至正常情况下无刺激性的物质也成为刺激原。注意治疗用药也可产生刺激。②忽略接触过敏原。忽略了家庭中、职业及业余爱好中的某些接触过敏原。③交叉过敏。注意仔细检查过敏原的交叉过敏原。④继发过敏。注意避免对药物（尤其是肾上腺糖皮质激素）及化学物质（如手套中的橡胶乳）产生继发过敏。⑤继发感染。皮肤屏障功能破坏，及肾上腺糖皮质激素等的应用，易引起继发细菌或真菌感染。⑥不利因素。日光强烈、炎热的环境，持续出汗，寒冷干燥均可使病情加重。⑦全身因素。如糖尿病患者易瘙痒、继发皮肤感染等。

第四节 接触性皮炎

接触性皮炎（contact dermatitis）是由于单次或多次接触某种外源性物质后在皮肤、黏膜接触部位发生的急性或慢性炎症反应。

一、病因及发病机制

1.病因 根据致病机制的不同可将病因分为原发刺激性接触物和变态反应性接触物（表2-3、表2-4）。

表2-3 常见原发刺激性接触物

无机类
  酸类：硫酸、硝酸、盐酸、氢氟酸、铬酸、磷酸、氯碘酸等
  碱类：氢氧化钠、氢氧化钾、氢氧化钙、碳酸钠、氧化钙、硅酸钠、氨等
  金属元素及其盐类：锑和锑盐、砷和砷盐、重铬酸盐、氯化锌、硫酸铜等
有机类
  酸类：甲酸、醋酸、苯酚、水杨酸、乳酸等
  碱类：乙醇胺类、甲基胺类、乙二胺类等
  有机溶剂：石油和煤焦油类、松节油、二硫化碳、脂类、醇类、酮类溶剂等

表2-4 常见变态反应性接触物及其可能来源

变态反应性接触物	可能来源
重铬酸盐、硫酸镍	皮革制品、服装珠宝、水泥
二氧化汞	工业污染物质、杀菌剂
巯基苯丙噻唑、二甲胍等	橡胶制品
对苯二胺	染发剂、皮毛和皮革制品、颜料
松脂精	颜料稀释剂、溶剂
甲醛	擦面纸
俾斯麦棕	纺织品、皮革制品、颜料
秘鲁香脂	化妆品、洗发水
环树脂	工业、指甲油
碱性菊橙	皮革制品、颜料
丙烯单体	义齿（假牙）、合成树脂
六氯酚	肥皂、去垢剂
除虫菊酯	杀虫剂

2.发病机制 能引起接触性皮炎的物质很多,可分为原发性刺激物和接触性致敏物两大类,相应地可将发病机制分为原发性刺激反应和接触性致敏反应。有些物质在低浓度时可以为致敏物,在高浓度时则为刺激物或毒性物质。

(1)原发性刺激反应:接触物本身具有强烈刺激性(如接触强酸、强碱等化学物质)或毒性,任何人接触该物质均可发病;某些物质刺激性较小,但一定浓度接触一定时间也可致病。

本类接触性皮炎的共同特点是:①任何人接触后均可能发病。②无一定潜伏期。③皮损多限于直接接触部位,边缘清楚。④停止接触后皮损可消退。

(2)接触性致敏反应:为典型的迟发型(Ⅳ型)变态反应。接触物为致敏因子,本身并无刺激性或毒性,多数人接触后不发病,仅有少数人在接触后经过一定时间的潜伏期,在接触部位的皮肤、黏膜发生变态反应性炎症。这类物质通常为半抗原(hapten),当其与皮肤表皮细胞膜的载体蛋白以及表皮内抗原递呈细胞即朗格汉斯细胞表面的免疫反应性 HLA-DR 抗原结合后,即形成完全的抗原复合物。朗格汉斯细胞携带此完全抗原向表皮真皮交界处移动,并使 T 淋巴细胞致敏,后者移向局部淋巴结皮质区转化为淋巴母细胞,进一步增殖和分化为记忆 T 淋巴细胞和效应 T 淋巴细胞,再经血流波及全身。上述从抗原形成并由朗格汉斯细胞递呈给 T 淋巴细胞,到 T 淋巴细胞增殖、分化以及向全身播散的整个过程,称为初次反应阶段(诱导期),大约需 4d 的时间完成。当致敏后的个体再次接触致敏因子,即进入二次反应阶段(激发期)。此时致敏因子仍需先形成完全抗原,再与已经特异致敏的 T 淋巴细胞作用,一般在 24～48h 内产生明显的炎症反应。本类接触性皮炎的共同特点是:①有一定潜伏期,首次接触后不发生反应,经过 1～2 周如再次接触同样致敏物才发病。②皮损一般局限于接触部位。③避免过敏物质的接触将不再发病,再次接触过敏物质则反复发作。④皮肤斑贴试验阳性。

二、临床表现

根据病程分为急性、亚急性和慢性。

1.急性接触性皮炎 起病较急,皮损多局限于接触部位,少数可蔓延或累及周边部位。典型皮损为境界清楚的红斑,皮损形态与接触物有关(如内裤染料过敏者皮损可呈裤形分布;接触物为气体、粉尘则皮损弥漫性分布于身体暴露部位),其上有丘疹和丘疱疹,严重时红肿明显并出现水疱和大疱,后者疱壁紧张、内容清亮,破溃后呈糜烂面,偶可发生组织坏死。皮损处常有瘙痒或灼痛感,搔抓后可将致病物质带到远隔部位并产生类似皮损。少数病情严重的患者可有全身反应。去除接触物后经积极处理,一般 1～2 周内可痊愈,遗留暂时性色素沉着;交叉过敏、多价过敏(前者是指具有相似化学结构的过敏原产生交叉或不完全交叉过敏反应;后者是指机体在高敏状态下,对多种结构不同的过敏原同时存在过敏反应)及治疗不当易导致反复发作、迁延不愈或转化为亚急性和慢性。

2.亚急性和慢性接触性皮炎 如接触物的刺激性较弱或浓度较低,皮损开始可呈亚急性,表现为轻度红斑、丘疹,境界不清楚。长期反复接触可导致局部皮损慢性化,表现为皮损轻度增厚及苔藓样变。

3.化妆品皮炎(cosmetic dermatitis) 凡是以涂抹、喷洒或其他类似方法,施于人体表面任何部位(皮肤、毛发、指甲、口唇等),以达到清洁、消除不良气味、护肤、美容和修饰目的的产品都可称为化妆品。化妆品皮炎是化妆品引起的皮肤损害,它在接触性皮炎中占有相当大的比重,属于迟发型Ⅳ型变态反应。广义的化妆品皮炎包括因使用化妆品引起的所有皮肤改变:如化妆品刺激性皮炎、化妆品变应性接触性皮炎、敏感性皮肤和化妆品不耐受、色素性化妆品皮炎、化妆品光敏感性皮炎、化妆品毛发改变以及化妆品甲改变;狭义的化妆品皮炎仅指化妆品变应性接触性皮炎和化妆品刺激性皮炎,通常所说的化妆品过敏指化妆品变应性接触性皮炎。其临床表现以面部和着妆部位皮肤红斑、水肿、水疱、丘疹、渗出、结痂、瘙痒、色素沉着等为特征。长期反复接触后也可出现亚急性和慢性接触性皮炎的临床特征。

三、组织病理

1.刺激性接触性皮炎　表皮海绵水肿,棘细胞广泛的气球样变,程度不等的表皮坏死,可有角化不良,真皮浅层血管周围淋巴细胞、组织细胞、中性粒细胞浸润,而无嗜酸性粒细胞。

2.变态反应性接触性皮炎　①急性期:表皮厚度大致正常,表皮海绵水肿、水疱形成;真皮乳头水肿,偶可见血管外红细胞。②亚急性期:灶性角化不全,其中可见均一、红染的物质(浆液)及炎细胞,表皮棘层轻度增生,真皮乳头水肿及胶原纤维增粗、红染,浅层血管周围中等密度的混合性炎细胞浸润。③慢性期:角化不全及角化过度,在角化不全下方的颗粒层减少或消失,表皮呈银屑病样增生,棘层明显肥厚,真皮乳头可见与表皮垂直走行的粗厚红染胶原,浅层血管周围中等密度淋巴细胞、组织细胞浸润,间有噬黑素细胞及嗜酸性粒细胞。

四、诊断与鉴别诊断

主要根据发病前有接触史和典型临床表现进行诊断;去除病因后经适当处理皮损很快消退也提示本病。斑贴试验是诊断接触性皮炎的最简单可靠的方法。应注意鉴别原发刺激性接触性皮炎和变态反应性接触性皮炎。有时需与湿疹、脂溢性皮炎、神经性皮炎等进行鉴别。

五、预防和治疗

本病的治疗原则是寻找病因、迅速脱离接触物并积极对症处理。变态反应性接触性皮炎治愈后应尽量避免再次接触致敏原,以免复发。

1.内用药物治疗　视病情轻重可内服抗组胺药;对于急性期患者可考虑短期应用糖皮质激素。

2.外用药物治疗　可按急性、亚急性和慢性皮炎的治疗原则处理。急性期红肿明显外用炉甘石洗剂,渗出多时用3%硼酸溶液湿敷;亚急性期有少量渗出时外用糖皮质激素、糊剂或氧化锌油,无渗液时用糖皮质激素霜剂;有继发感染时加用抗菌药物(如莫匹罗星、夫西地酸);慢性期一般选用糖皮质激素等具有抗炎作用的软膏,面部和褶皱部位皮肤的亚急性或慢性皮损可以钙调磷酸酶抑制剂(如他克莫司软膏或吡美莫司乳膏)替代糖皮质激素外用。

第五节　自身敏感性皮炎

自身敏感性皮炎(autosensitization dermatitis)是患者对自身内部或皮肤组织产生的某种物质过敏,导致局限性炎症灶广泛扩展或于远隔皮损部位皮肤出现类似表现的过程。

一、病因及发病机制

本病的病因尚不十分清楚。通常发病前皮肤某处存在湿疹样皮损,由于处理不当(过度搔抓、外用药物刺激等)或继发化脓性感染而使原有皮损恶化,出现红肿、糜烂及较多的渗液,加上创面不清洁、痂和鳞屑堆积,以致组织分解产物、细菌产物及外用药物等被机体作为抗原吸收,引发免疫反应。

二、临床表现

多数患者于处理不当或继发感染后,出现原有的局限性湿疹样病变加重,随后在病变附近或远隔部位皮肤(以四肢为主,下肢为甚,其次为躯干及面部)发生多数散在或群集的小丘疹、丘疱疹、水疱及脓疱等,1~2周内可泛发全身,皮损可互相融合,多对称分布,瘙痒剧烈,有时可有灼热感。患者可伴发浅表淋巴结肿大,重者有全身不适及发热。原发病灶好转后,继发性皮损经数周也可逐渐消退,若再有类似刺激仍可发生同样反应。

感染性湿疹样皮炎(infectious eczematoid dermatitis)属于自身敏感性皮炎的特殊类型。常见于有较多分泌物的溃疡、窦道、慢性化脓性中耳炎及腹腔造瘘开口周围皮肤,发病与分泌物及其中的细菌毒素的刺激有关。初发时皮肤潮红,继而出现丘疹、水疱、糜烂,亦可累及远隔部位,瘙痒剧烈。局部淋巴结可有肿大及压痛。

三、组织病理

海绵水肿致表皮内水疱形成,真皮乳头水肿,亚急性和慢性期见表皮不规则银屑病样增生,真皮浅层血管周围淋巴细胞浸润,可见嗜酸性粒细胞。

四、诊断与鉴别诊断

根据发病前皮肤上常存在渗出性原发病灶,处理不当或继发感染后很快于远隔部位发生类似表现,临床应考虑本病。如有溃疡、窦道、慢性化脓性中耳炎等病史者应考虑感染性湿疹样皮炎。

五、预防和治疗

首先应注意正确处理原发病灶,可外用生理盐水或3%硼酸溶液等持续湿敷,以避免局部刺激;原发病灶发生明显感染应做细菌培养,并根据药敏结果选用有效抗生素;瘙痒明显者可内服抗组胺药,病情严重者可考虑使用糖皮质激素。

第六节　尿布皮炎

尿布皮炎(diaper dermatitis)是婴儿臀部受尿液、粪便以及不洁潮湿尿布刺激、摩擦后引起皮肤红斑,重者可出现皮肤糜烂及表皮剥脱。

一、病因及发病机制

尿布皮炎是婴儿时期常见的皮肤病,婴儿的皮肤薄嫩,当排尿和排便之后如不及时更换尿布,或尿布清洗不干净或者在尿布外加用橡皮、橡胶或塑料布,就容易使婴儿的臀部长时间处于湿热状态中,大小便中被称之为"能腐的寄生菌"能将湿尿布上尿中的尿素分解产生"氨",氨能对皮肤产生刺激反应,从而引起尿布覆盖区皮肤的炎症。另外,尿布上的染料、洗涤剂和肥皂等可能的刺激性或变应性致敏因素,潮湿粗糙的尿布和橡胶、塑料制品直接接触皮肤产生机械性摩擦,加之这些物品不透气,增加了局部皮炎的发生。

二、临床表现

尿布皮炎多发生在婴儿皮肤和尿布相接触的肛门周围、臀部、会阴部、阴囊、下腹部和大腿内侧,初发时先出现局部皮肤红斑,继而在与尿布接触面积相等的皮肤范围内出现红色丘疹、小水疱及糜烂渗液现象,如继发细菌感染常出现脓疱和溃烂,患病日久者皮肤红斑区还有干燥、脱屑、粗糙现象,患儿常哭闹不安。尿布皮炎继发白念珠菌感染时往往很长时间难以痊愈,常在皮肤红斑的基础上出现米粒大小有白色细小鳞屑的丘疹,鳞屑镜检可发现真菌菌丝。

三、诊断与鉴别诊断

根据临床表现及特点,尿布皮炎的诊断不难。需与股癣及湿疹鉴别。

四、预防和治疗

首先应注意勤换洗尿布,特别是在大小便后要清洗局部并保持皮肤干燥,经常扑粉,保持阴部、臀部清洁、干燥,少用肥皂以免加重刺激。应使用吸湿性强的细软旧布,不可使用没有吸水性的材料,如的确良、尼龙布等作尿布。局部可外用氧化锌油等。如有糜烂,可用3%硼酸溶液湿敷,待糜烂处干燥后再用扑粉。有继发细菌感染者酌情外用抗生素软膏如莫匹罗星等。有真菌感染者外用抗真菌制剂。

第七节　口周皮炎

口周皮炎(perioral dermatitis)为发生于口周的慢性皮炎。

一、病因及发病机制

发病可能与缺乏维生素、长期局部外用含氟的糖皮质激素及含氟牙膏以及胃肠道幽门螺杆菌感染有关。

二、临床表现

口周皮炎为皮肤科常见病,多为女性患者,以发生在口周唇红缘 5～7mm 外的红斑、丘疹、小脓疱及鳞屑性红斑为主要表现,侵犯部位主要是"口罩区",即口周、颏部及鼻侧,口唇周围有一狭窄皮肤带不受侵犯。丘疹的直径大多为 1～2mm,表面光滑,可融合成串或成片,严重者可伴有小脓疱、脱屑和毛细血管扩张,部分患者可伴有瘙痒感。病程呈周期性发作,日光、饮酒、进热食、寒冷刺激后皮损及症状加重。

三、诊断与鉴别诊断

根据好发于青中年女性,有长期外用含氟糖皮质激素等诱因;环绕口唇周围红斑,伴小丘疹、脓疱或脱屑;皮损多在停用糖皮质激素后出现或加重,再次外用糖皮质激素后很快缓解;皮损与口唇间有一圈正常皮肤;自觉瘙痒、灼热等特点诊断。临床上需与痤疮、脂溢性皮炎等相鉴别。

四、治疗

可外用润肤霜如硅霜、维生素 E 霜,对于已外用糖皮质激素的患者,应逐渐减少并最终停用糖皮质激素,可予外用钙调磷酸酶抑制剂。

第八节 药疹

药疹又称药物性皮炎,是药物通过口服、外用和注射等途径进入人体而引起的皮肤黏膜炎症的反应。几乎所有的药物都有可能引起皮炎,但最常见的有磺胺类药、解热镇痛药、安眠药类以及青霉素、链霉素等。

药物引起的不良反应非常复杂,大致可以分为:药物过量,不耐受,特发性,副作用,继发作用和过敏反应等。药疹是过敏反应的最常见类型。

一、病因

1. 个体因素 不同个体对不同药物反应的敏感性差异较大,同一个体在不同时期对药物的敏感性也不尽相同,其原因包括遗传因素(过敏体质)、某些酶的缺陷、机体病理或生理状态的影响等。

2. 药物因素 引起药疹的药物种类很多,常见的药物有以下几类。

(1)解热镇痛药:其中以吡唑酮类和水杨酸盐最常见。

(2)磺胺类:其中以长效磺胺为多见。

(3)安眠镇静类:其中以巴比妥类较多。

(4)抗生素类:其中以青霉素为多见,其他的如呋喃类、吩噻嗪类等引起的药疹也不少见。

(5)中草药:这几年,中草药引起的药疹报道逐渐增多,引起过敏的药物有单株中草药,也有复方制剂。

二、发病机制

药疹的发病机制复杂,可分为变态反应和非变态反应两大类。

1. 变态反应 多数药疹属于此类反应。药物激发变态反应的能力取决于多种因素,包括药物的分子特性、药物代谢的个体差异、遗传背景及接受药物时个体的状况等。引起变态反应药疹的药物:属于半抗原的小分子量化学品、蛋白制品或者低分子量化学品、血清、疫苗及生物制品等。

各型变态反应均可参与药疹的发生,表现为不同的临床特征。如Ⅰ型变态反应:荨麻疹型药疹、血管神经性水肿及过敏性休克等;Ⅱ型变态反应:血小板减少型紫癜型药疹、药物性溶血性贫血及粒细胞减少等；Ⅲ型变态反应：血管炎型药疹、血清病样综合征等；Ⅳ型变态反应：剥脱性皮炎型药疹、麻疹型及湿疹型药疹等。药疹的变态反应机制非常复杂，特定药物所致的药疹既可以是某一型变态反应为主，也可同时有两种或两种以上的变态反应参与，其具体机制尚未完全阐明。

变态反应性药疹的特点：①只发生于少数过敏体质者。②有潜伏期，首次用药一般需 4～20d 出现临床表现，再次用药，数分钟至 24h 内即可发病。③病情的轻重与药物的药理及毒理作用、剂量无相关性。④机体高敏状态下可发生药物的交叉过敏或多价过敏现象。⑤临床表现复杂，皮损形态各异，同种药物致敏同一患者在不同时期可发生不同类型药疹。⑥病程有一定的自限性，停止使用致敏药物后病情较轻者可好转。⑦抗过敏药和糖皮质激素治疗有效。

2. 非变态反应　此类药疹较少见。可能的发病机制：①药理作用。②过量反应与蓄积作用。③参与药物代谢的酶缺陷或抑制。④药物不良反应及菌群失调。⑤药物的相互作用。⑥药物使已存在的皮肤病激发。总之，药疹发病机制复杂，学说较多，还需深入研究。

三、临床表现

一般来说，药疹多在治疗开始后 7～10d 经过致敏而出现。但如果以前曾接受过同样药物或同类结构的药物治疗，则可于数小时或 1～2d 内迅速出现。常见的药疹皮肤表现主要有以下的类型。

1. 发疹性药疹　是药疹中最常见的一种，约占所有药疹的 95%。临床表现为弥漫性鲜红色斑或半米粒大至豆大红色斑丘疹，密集对称分布，形态如麻疹样或猩红热样，发病突然，常伴有畏寒、高热(39～40℃)头痛，全身不适等，半数以上病例在停药后 2 周完全消退。如未及时停药，可能发展成剥脱性皮炎，则预后不良。

2. 荨麻疹样药疹　是常见药疹之一，其发病机制可以是Ⅰ、Ⅲ型变态反应。皮疹特点为发生大小不等的风团，这种风团性皮疹较一般荨麻疹色泽红、持续时间长，自觉瘙痒，可伴有刺痛、触痛。荨麻疹可作为唯一的症状出现，也可以血清病样综合征、过敏性休克的一个症状。一般致敏患者表现为用药后数小时，皮肤才开始发生风团性皮疹并有瘙痒，但少数患者在注射青霉素、血清蛋白等药物后数分钟内即出现头晕、心烦、全身泛发大片红色风团、瘙痒与血压降低。

3. 剥脱性皮炎　常常由于对一般的药疹患者未及时停止致敏药物和适当处理，致使病情发展，皮疹融合而成为剥脱性皮炎，或病情一开始就是突然发病。皮损表现为全身皮肤鲜红肿胀，伴有渗液、结痂，继之大片叶状鳞屑脱落，渗液有臭味。黏膜可有充血、水肿、糜烂等。此类皮损如系初次发病，潜伏期一般在 20d 以上。可一开始就泛发全身，或在上述麻疹或猩红热样皮损的基础上发生。病程长达一个月以上，是药疹中的严重类型，常伴有全身症状，如恶寒、发热、呕吐、恶心，有的可伴有淋巴结肿大、蛋白尿、肝大、黄疸等全身症状。

4. 大疱性表皮松解坏死型　是药疹中最严重的一型，其特点是发病急，皮疹初起于面、颈、胸部，发生深红色、暗红色及略带铁灰色斑，很快融合成片，发展至全身。斑上发生大小不等的松弛性水疱及表皮松解，可以用手指推动，稍用力表皮即可擦掉，如烫伤样表现。黏膜也有大片坏死脱落。全身中毒症状严重，伴有高热和内脏病变。如抢救不及时，可死于感染，毒血症，肾衰竭，肺炎或出血。有的患者初期表现为多形红斑或固定型药疹，很快再发展为大片红斑、大疱、表皮剥脱。

5. 固定型红斑 药疹中较常见的类型。形态比较特殊,易于识别。皮疹特点是局限性圆形或椭圆形红斑,红斑鲜红色或紫红色,水肿性,炎症剧烈者中央可形成水疱。损害境界清楚,愈后留有色素斑,每次应用致敏的药物后,在同一部位重复发作,也有的同时增加新的损害,皮疹数目可单个或多个,亦有分布全身者,皮疹大小一般 0.2cm 至数厘米,皮疹可发生于全身任何部位,尤以口唇及口周、龟头、肛门等皮肤黏膜交界处,趾指间皮肤、手背、足背躯干等处多见。发生于皮肤黏膜交界处者约占 80%,口腔黏膜亦可发疹。固定性药疹消退时间一般为 1～10d,但黏膜糜烂或溃疡者常病程较长,可迁延数十日始愈。

6. 多形性红斑 可由药物引起的多形红斑,其皮疹特点为圆形或椭圆形水肿性红斑或丘疹,似豌豆大至蚕豆大,中央常有水疱,边缘带紫色,对称性发生于四肢,常伴有发烧、关节痛、腹痛等,严重者称史蒂文斯-约翰逊综合征,可引起黏膜水疱的糜烂、疼痛。病程一般为 2～4 周。

7. 药物超敏综合征 是药物引起的特异质反应,特点是发热、皮疹及内脏器官损害(特别是肝)的三联症状。可发生于药物初次应用后 7～28d 或更长时间发生。如以后再次用该药物,可在一天内发病。初发症状是发热,高峰可达 40℃。其次为口周及面部水肿、颈或全身淋巴结肿大、喉炎。皮损开始于面、躯干上部及上肢。为红斑、丘疹或麻疹样皮疹,逐步变为暗红色。融合并进行性发展为红皮病。

内脏损害在皮疹发生后 1～2 周内发生,也可长达一个月。肝炎是最主要的症状,血清转氨酶不同程度的升高,通常无黄疸,发生黄疸者常预后不良。暴发性肝坏死和肝衰竭是死亡的主要原因。另外还可能有肾脏、肺、心、中枢神经的损害。

血液系统异常表现为非典型性淋巴细胞增多,发生在最初的 2 周内。通常在第 2～3 周,血嗜酸性粒细胞增多。

8. 湿疹样型 常由外用药引起,局部接触敏感,发生湿疹样皮炎后,在内服或注射同一类药物,可发生全身湿疹样皮损。病程常在一个月以上。

9. 光敏皮炎型 皮疹形态如湿疹样,以露出部位较为严重,但远离暴露日光部位亦可发生。停用药物后,反应可持续数周。当再次用药后,加上光线照射皮肤,可在 48h 内激起湿疹样反应。分光毒性和光敏性两种。

10. 苔藓样疹型 皮损在临床上和病理上极似扁平苔藓,紫红色丘疹,有或无口腔侵犯。皮损广泛,侵及躯干四肢。鳞屑明显,伴有湿疹样变,愈合后留有明显色素沉着,停药后皮损逐渐消退,也有部分呈慢性,持续很长时间。

11. 紫癜型 临床主要表现为针头大至豆大或更大的出血性紫斑,皮疹变平或稍隆起。这种发疹可以有血小板减少,或由血管的损伤引起。

12. 血管炎型 好发于小血管,其炎症范围可以从轻度的细胞浸润到急性坏死,严重者可侵犯许多器官的血管,包括皮肤和肾。皮肤损害表现为紫癜、瘀斑、结节、坏死,亦有呈结节性多动脉炎样病变。全身性的表现为发热、关节痛、水肿、蛋白尿、血尿或肾衰竭,很少发生肌炎、冠状动脉炎、肺炎和胃肠出血。

13. 泛发型脓疱型 又称急性泛发型发疹性脓疱病。皮疹常开始于面部及皱褶部位,以后泛发。为针尖大到半米粒大浅表非毛囊性无菌脓疱,散在、密集,急性发病。烧灼感或痒感。停药几天后消退,呈大片脱屑。重者脓疱可融合成脓湖。可伴有发热、寒战、白细胞计数升高、嗜酸性粒细胞增多、低钙血症、肾衰竭等全身症状,偶有瘀斑、紫癜、多形红斑样靶形发疹、血管炎样疹、水疱、面部水肿及黏液糜烂。

14.痤疮样疹　表现为毛囊性丘疹、脓疱,损害类似于寻常痤疮。发展缓慢,常于服药后1~2月以上发生。病程慢性,停药后可拖延数月。

四、实验室检查

致敏药物的检测可分体内和体外试验两类。

1.体内试验

(1)皮肤试验:常用的特异性检查包括皮内试验、划痕试验、点刺试验和斑贴试验等。以皮内试验较常用,准确度较高,适用于预测皮肤速发型超敏反应,如临床上预测青霉素和普鲁卡因等过敏反应,但阴性不能绝对排除发生反应的可能,高度药物过敏史者禁用。为预防皮肤试验诱发严重全身反应(过敏性休克),应在测试前准备好肾上腺素、氧气等抢救措施。对药物引起的接触性皮炎和湿疹型药疹,斑贴试验较有意义,且较为安全。

(2)药物激发试验:药疹消退一段时间后,内服试验剂量(一般为治疗量的1/8~1/4或更小量),以探查可疑致敏药物。此试验有一定危险性,仅适用于口服药物所致的较轻型药疹,同时疾病本身又要求必须使用该药治疗时(如抗结核药、抗癫痫药等),禁止应用于速发型超敏反应性药疹和重型药疹患者。

2.体外试验　安全性高,可选择嗜碱性粒细胞脱颗粒试验、放射变应原吸附试验、组胺游离试验、淋巴细胞转化试验、巨噬细胞游走抑制试验、药物诱导淋巴细胞刺激试验、琼脂弥散试验等。但是,实验结果常常与临床用药不完全一致。

五、诊断和鉴别诊断

本病根据明确的服药史、潜伏期及各型药疹的典型临床皮损进行诊断,同时需排除具有类似皮损的其他皮肤病及发疹性传染病。一般来说,药疹皮损的颜色较类似皮肤病更为鲜艳,瘙痒更为明显,且停用致敏药物后逐渐好转。患者服用两种以上的药物,准确判断致敏药物将更为困难,应根据患者过去的服药史、药疹史及此次用药与发病的关系等信息加以综合分析。

药物超敏反应综合征的诊断依据为:①使用某些特定药物,3周后出现皮损。②已停用致敏药物2周,临床症状仍然不愈。③高热。④肝功能异常或肾损害。⑤血象改变:白细胞计数升高($>11\times10^9$/L);异型淋巴细胞($>5\%$);嗜酸性粒细胞升高($>1.5\times10^9$/L)。⑥浅表淋巴结肿大。⑦HHV-6再激活。典型DHS/DRESS要具备以上7项;非典型者要具备1~5项(此诊断标准参考日本药物评议小组2006年诊断标准)。

药疹临床表现复杂,鉴别诊断困难。麻疹型或猩红热型药疹应与麻疹或猩红热进行鉴别;大疱性表皮松解型药疹应与葡萄球菌性烫伤样皮肤综合征进行鉴别;生殖器部位的固定型药疹出现破溃时,应与生殖器疱疹、硬下疳等进行鉴别。

六、预防

药疹为药源性疾病,因此预防尤为重要。

(1)在治疗疾病时,首先追问药物过敏史,或容易引起药疹的药物不要滥用。

（2）引起过敏的药物要明显地写在病历上，以引起医生的注意。并劝告患者避用该药或含有该药的一些成药和化学结构式相关而可易引起交叉反应的药物。

（3）注意药疹的前驱症状，如发热、瘙痒、轻度红斑、胸闷、气喘、全身不适等症状，及早发现，及时停药，避免严重反应的发生。

（4）青霉素、破伤风抗毒素、普鲁卡因应用前必须做皮试，而且准备好一切急救所必备的药品及措施。

七、治疗

药疹的治疗首先是停用致敏药物，包括可疑致敏药物，慎用结构相近似的药物，避免交叉过敏或多价过敏，多饮水或静脉输液加速药物的排出，尽快消除药物反应，防止和及时治疗并发症。

1.轻型药疹　停用致敏药物后，可给予抗组胺药物、维生素C及钙剂等，必要时给予小剂量泼尼松，皮损好转后可逐渐减量。局部若以红斑、丘疹为主者可外用炉甘石洗剂或糖皮质激素霜剂，以糜烂渗出为主者可间歇湿敷，外用氧化锌油。

2.重型药疹

（1）及早、足量使用糖皮质激素：根据病情选择剂量，可选用地塞米松、甲泼尼龙静脉注射，糖皮质激素若足量，病情应在3～5d内控制，如控制不满意，应酌情加大剂量，以及时控制病情，待病情好转、无新发皮损、体温下降后逐渐减量。

（2）防治继发感染：是关键措施之一。医护人员在治疗和护理过程中要保护好创面，无菌操作，减少感染机会；如有感染存在，选用抗生素时避免使用易过敏药物。在细菌学检查结果报告之前，宜选用广谱、不易致敏的抗生素；在细菌学检查结果报告后，结合菌种及药敏试验结果选用抗生素。如抗生素治疗效果不佳时，应注意耐药菌及是否并发其他感染（如真菌感染），并按具体情况及时调整治疗方案。

（3）加强支持疗法：由于高热、进食困难、创面大量渗出或皮肤大片剥脱等常导致低蛋白血症、水电解质紊乱，应及时加以纠正，同时注意维持血容量，必要时可输入新鲜血液、血浆或蛋白以维持胶体渗透压，也可有效减少渗出；对内脏受累者也应做相应处理（如伴有肝损害时，应加强保肝治疗）。应酌情给予能量合剂。

（4）静脉注射人血丙种免疫球蛋白：可以中和致敏抗体，连用3～5d。

（5）血浆置换：清除致敏药物及其代谢毒性产物及炎症介质。

（6）加强护理及外用药物治疗：应给予高蛋白、高碳水化合物饮食，保温、通风、隔离、定期消毒。对皮损面积广、糜烂渗出重者局部可适当湿敷、暴露干燥创面、表皮生长因子、抗生素软膏等交替治疗；累及眼结膜者需定期冲洗以减少感染及防止球睑结膜粘连，并使用抗生素眼药膏保护；口腔黏膜损害要注意口腔清洁、止痛、防止念珠菌感染；外阴及肛周红肿糜烂处保持清洁干燥；身体受压部位防止压疮发生。

3.过敏性休克的治疗　尽早使用糖皮质激素、肾上腺素等。

八、重型药疹4种常见类型的诊治

1.重型多形红斑型药疹

（1）病因：从本质上来说，重症多形红斑型药疹是机体对外来药物产生的自身免疫反应，其免疫反应的产生与否或者是严重程度主要和下面几个因素有关。最重要的是机体的特异性,不同的人的体质不同,对药物的反应自然也不同,就像有些人对任何药物都不过敏,也有些人天生过敏体质,会对青霉素类药物过敏一样。另外,重症多形红斑型药疹的发生还与其服用药物的剂量有关,一般来说,服用药物的剂量越大,其发生的过敏反应也就越严重。

(2)诊断和鉴别诊断:重症多形红斑型药疹的诊断很简单。一般综合患者的服用药物的病史和皮肤上的临床表现就能做出初步的诊断。最关键的是要排除其他类似的疾病,其中最容易误诊的就是丹毒,其在皮肤上的表现也是板块型的红斑,类似于重症多形红斑型药疹。一般来说血常规能够帮助这两者的鉴别。

(3)治疗:重症多形红斑型药疹的治疗最重要的一条就是停用可疑致敏药物。除此之外,还应该进行对症治疗,比如外用止痒药膏,如果有发烧等全身状况的话要适当退热,甚至出现感染性休克的要积极抢救。当然了,作用抗组胺药物和糖皮质激素用药来控制过敏反应也是很重要的一点。

2.大疱性皮肤松解型药疹　本病即药物引起的中毒性表皮坏死症。是药疹中最严重的一型,该病发病急,发展迅速,受损面积大,易伴有多系统损害,皮疹初起于面、颈部、胸部,呈深红色、暗红色及略带铁灰色斑,很快融合成片,发展至全身。斑上发生大小不等的松弛性水疱及表皮松解,死亡率高。

(1)临床表现:起病急,皮疹初起于面、颈部、胸部,发生深红色、暗红色及略带铁灰色斑,很快融合成片,发展至全身。斑上发生大小不等的松弛性水疱及表皮松解,可以用手指推动,稍用力表皮即可擦掉,如烫伤样表现。黏膜也有大片坏死剥脱。全身中毒症状严重,伴有高热和内脏病变。如抢救不及时,可死于感染、毒血症、肾衰竭、肺炎或出血。此病初起时除上述表现外,有时初起皮疹如多形红斑或固定性药疹,很快再发展为大片红斑、大疱、表皮剥脱。

(2)诊断:药疹的诊断主要是根据病史及临床症状,多数药疹不易与其他原因引起的同样症状相区别,则必须根据病史及发展过程加以综合分析而做出诊断。①在临床方面:对骤然发生于治疗过程中的全身性、对称性分布的皮疹要有所警觉,耐心询问有无用药史。其次在熟知各种药疹的颜色的基础上,排出类似的内科、皮肤科疾病。一般药疹的颜色较类似的皮肤病鲜艳,而痒感则重于其他传染病。通常药疹在停用致敏药物后较快好转或消退,而传染病及某种皮肤病则各有一定的病程。②关于药疹的皮肤试验有斑贴、划痕、皮内试验:由药物引起的接触性皮炎或系统性接触性皮炎,用斑贴试验对确定过敏性药物有较高的价值。③关于药疹的试验室诊断:即在体外检查药疹患者的致敏药物,曾进行过不少探索,方法虽多,但尚无比较确切的可靠的方法。例:放射变应原吸附试验、组胺游离试验、嗜碱性粒细胞脱颗粒试验法、药物诱导淋巴细胞刺激试验。

由于上述一些原因,所以在临床上还未能普遍应用,还需今后进一步研究,以求得到一个寻找致敏药物的简便易行的方法。

(3)治疗:首先是尽可能明确病因,立即停用致敏或可疑致敏性药物,并终身禁用。鼓励患者多饮水或输液以加速药物自体内的排出。轻症者一般给以抗组胺药物或静脉输液以及体内药物排泄。重症者则需加用糖皮质激素,如泼尼松,当病情好转则逐渐减量至停药。病情严重的如大疱性表皮松解坏死型药物及超敏综合征药疹,则需及早采用各种有效措施,其治疗原则是:①大量糖皮质激素静脉滴注用甲泼尼龙:直至病情稳定后,逐渐减量,改泼尼松口服。必要时采用大剂量糖皮质激素冲击疗法。冲击量后用泼尼松维持量。根据病情逐步减量。②防止继发感染：因表皮大片剥脱，加之糖皮质类激素的大量应用，易引起全身性感染，故应采取严格消毒措施，如对房间、床单等的无菌消毒，护理人员的无菌操作，以尽可能地减少感染机会。如已并发感染，则应选用适当的抗生素。③注意补液及维持电解质平衡，应密切注意有无低钾：在渗出较多的情况下除补充体液外还要注意补充胶体，必要时输血或血浆。④静脉注射免疫球蛋白，一般连用3d。⑤血浆置换，清除致敏药物及其代谢毒性产物及炎症介质。⑥加强护理，对眼部的护理治疗要及早采取措施，以防后遗症。一般每日用3%硼酸水清洗，如角膜受累，可每2～3h用糖皮质激素类眼药水滴眼一次，并用含抗生素的眼药膏保护。对口腔损害要注意保持口腔清洁，经常含漱2%碳酸氢钠溶液或金银花水漱口。⑦药物的外用疗法：主要根据皮炎的一般处理原则，一般情况下用粉剂或振荡洗剂以保持干燥、散热、促进炎症消退。肿胀明显时可用湿敷及油剂。对大疱性表皮坏死松解型药疹则以暴露疗法为好。

3.剥脱性皮炎型药疹　本病是由药物引起的重症药疹之一，能引起该病的药物包括阿司匹林、柳氮磺吡啶、磺胺类药物、卡托普利、苯巴比妥等。临床表现为全身皮肤弥漫潮红、脱屑，可伴有明显全身症状，包括发热、恶寒、恶心、呕吐，可合并淋巴结肿大、肝脾肿大等。严重者如治疗不及时可因水电解质紊乱和继发感染而危及生命。

(1)临床表现：本病如因初次用药导致，多在服药后20多天出现。亦可一开始即出现，也可在麻疹样或猩红热样改变的基础上出现。表现为全身皮肤潮红、肿胀，伴渗液、结痂，之后出现大量脱落的叶状鳞屑。黏膜也可受累，出现充血、水肿、糜烂。本病有明显的全身症状，包括恶寒、发热、恶心、呕吐，严重者可合并淋巴结肿大、肝脾肿大、蛋白尿、黄疸等。本病病程慢性，有时可长达1个月，患者如果治疗不及时，可能因全身衰竭或激发严重感染而死亡。

(2)检查：组织病理表皮角化不全，表皮水肿、海绵形成，真皮水肿，血管扩张、充血，血管周围淋巴、组织细胞和嗜酸性粒细胞浸润。

(3)治疗：①尽量减少用药品种，避免药物滥用。立即停用可疑致敏药物，多饮水或静脉输液促进药物排泄。②轻症者可口服抗组胺药物。③重症者应早期、足量应用糖皮质激素，待病情好转后再逐渐减量。④注意消毒措施，避免激发感染。⑤注意补充营养，维持水电解质平衡。⑥必要时可采取静脉注射丙种球蛋白或血浆置换。⑦外用温和药物，如白凡士林，避免外用刺激。

4.药物超敏反应综合征　药物超敏反应综合征又称药疹伴嗜酸性粒细胞增多及系统症状(drug reaction with eosinophilia and systemic symptoms，DRESS)，是一种罕见的可危及生命的药物超敏反应，临床特征包括皮疹，血液系统异常(嗜酸性粒细胞增多，非典型淋巴细胞增多症)，淋巴结病和内脏器官受累(肝、肾、肺)。由于其临床表现多样，目前缺乏统一的诊断标准。

(1)DRESS的发病特点。①迟发性：药物暴露和疾病发作之间的潜伏期长(2～8周)。②病程长：尽管停用相关药物，但病情仍可反复，并导致病程延长。③与感染有关：与潜在的人类疱疹病毒感染的再激活有关。

(2)治疗方法：①停用相关药物。DRESS的主要治疗方法是确定和迅速停止相关药物，并尽量避免引入新的药物。在抗癫痫药物中，丙戊酸通常用作替代可疑药物。②对症支持。患有剥脱性皮炎的患者需要维持补液，维持电解质平衡和营养支持。其他措施包括温度、湿度合适的环境和温和的皮肤护理,温水浴/湿敷和润肤。③没有严重器官受累的患者。无肾脏或肺部受累的 DRESS 患者和肝转氨酶轻度升高的患者(<正常上限的 3 倍)可以对症治疗。对于瘙痒和皮肤炎症的症状缓解,建议高效局部使用皮质类固醇,而不是全身性应用皮质类固醇。外用皮质类固醇每天 2～3 次,持续 1 周。④严重器官受累的患者。肝脏受累:药物引起的急性肝炎主要治疗方法是停止用药。全身性应用皮质类固醇对药物性肝损害的疗效未经证实,并且对其使用尚未达成共识。严重的肝细胞损伤可能演变为急性肝功能衰竭,唯一有效的治疗方法可能是肝移植。重症肝炎患者,尤其是黄疸患者,应立即请肝移植专家进一步评估和护理。肺或肾受累:对肺部严重受累(呼吸困难,胸片异常,低氧血症)或肾脏受累(肌酐>150%基础水平和蛋白尿或血尿)的患者使用全身性皮质类固醇。推荐使用中至高剂量的全身性皮质类固醇(例如,每天 0.5～2 mg/kg 泼尼松或泼尼松等效物)。给予全身性皮质类固醇直至临床改善和实验室参数正常。8～12 周逐渐减量。快速的减量可能会增加复发的风险。⑤环孢素。环孢素可作为对全身性皮质类固醇无反应和禁用皮质类固醇患者的二线治疗。⑥抗病毒治疗。没有研究评估用抗 HHV-6 或巨细胞病毒的抗病毒药物(例如更昔洛韦、膦甲酸或西多福韦)治疗 DRESS。但鉴于病毒感染可以自然消退的过程,通常不使用抗病毒药物。但是,需要警惕病毒再激活导致严重并发症(如脑炎、噬血细胞增多症或严重糜烂性结肠炎)。据报道静脉注射免疫球蛋白对少数 DRESS 患者可能有益。⑦监测随访。应监测 DRESS 患者皮疹的进展和(或)与器官受累相关的临床症状及实验室检查。实验室检查包括血常规,肝功能(血清氨基转移酶,胆红素,凝血酶原时间),血尿素氮和肌酐。对于病情稳定的患者,每周进行 1 次实验室检查。对于病情严重或疾病进展快的患者,可能需要更频繁的监测。

第三章　白癜风

第一节　白癜风的病因

一、诱发白癜风的因素

除了遗传因素外,还有很多其他因素会引发白癜风,总体来说,分为以下几个方面。

(一)免疫因素

随着免疫学的发展,免疫因素与白癜风的关系日益引起人们的重视。从临床表现及有关检测指标观察到白癜风与免疫因素的关系如下:白癜风患者伴发自身免疫病,如红斑狼疮、类风湿关节炎等的发生,或自身免疫病伴发白癜风的比率均较正常人高,且白癜风患者的同形反应率高。所谓同形反应是指正常皮肤在受到非特异性损伤(如创伤、抓伤、手术切口、日晒、接种或有些皮肤病等)后,可诱发与已存在的某一皮肤病相同的皮肤变化(皮损),而使白斑病情加重。目前多数学者认为,同形反应属于一种自身免疫现象。对边缘隆起的白癜风及进展期白斑的边缘与晕痣做组织切片检查,可发现淋巴细胞或单核细胞浸润,或两种细胞同时可见,而这两种细胞与免疫功能都有关。有学者在白癜风患者的血液内发现酪氨酸酶抗体,并有研究表明,酪氨酸酶抗体与病情活动和损害范围有关。糖皮质激素治疗白癜风都能取得疗效,而且在白斑好转、消失的同时,血液中异常的免疫指标也随之好转或恢复正常。

近年来,随着黑色素细胞新的生物学和免疫学功能的发现,人们开始关注白癜风的细胞免疫现象,即由体内T淋巴细胞发挥特异性免疫效应所致的黑色素细胞破坏或损伤。当免疫力低下时,会使细菌、病毒侵入机体,导致各种疾病的发生,也会诱发白癜风。人体免疫应答反应是较复杂的生理病理过程。

(二)药物因素

临床发现,很多患者因使用药物而诱发白癜风,这类白斑又称为药物性白斑,也叫继发性白斑。导致这种白癜风的发生有很多原因:第一,直接接触而诱发,如发生于眼周的白斑常由于使用滴眼药而引起。第二,通过光敏感作用而诱发,如服用人造香料,口服降血糖药与降压利尿药、磺胺、噻嗪、氯噻嗪类、甲苯磺丁脲、格列本脲(优降糖)等,这些药物含有磺胺基成分,都具有光敏感作用。第三,含巯基的药物如胱氨酸、半胱氨酸、二巯丙醇与青霉胺等,通过其与酪氨酸酶竞争铜离子使酪氨酸酶活性降低或失活,从而干扰了黑色素的正常代谢,阻止黑色素的形成而诱发白斑。第四,久服或常用硫脲、硫脲嘧啶、甲状腺素、去甲肾上腺素等药物也在一定程度上会影响黑色素的合成代谢而诱发白癜风。

(三)精神性因素

皮肤是人体最重要的器官之一,也是人类内部心理活动的表达器官之一。通过大量临床病例发现,引发白癜风、导致白癜风病情加重的一个重要因素是精神因素。据估计,约有60%的人在起病或皮损发展阶段有精神创伤、思虑过度、焦虑悲哀、寝食不安、过度劳累、彻夜不眠等精神过度紧张的情况。人们的精神可能会因为多种原因而出现异常现象,如突发车祸、经济纠纷、家庭纠纷、失恋、失业、亲人亡故、升学应考等,这些因素都会引发精神紧张。情绪反应表现为焦虑不安、惊恐、恼怒、忧愁、沮丧、悲哀、失眠多梦等。也有些患者在患白癜风后忧心如焚，甚至产生自卑心理，对生活没有信心，这就导致了病情迅速发展，增加了治疗的困难程度，甚至会形成恶性循环，这就是所谓的"因病致郁"。通常情况下，精神因素诱发白癜风有以下两种途径。

1.酪氨酸的生化代谢途径　从组织发生学上，黑色素细胞与神经细胞都为外胚叶的衍生物。黑色素细胞在酪氨酸的作用下合成黑色素，神经细胞在酪氨酸的作用下合成儿茶酚胺类。儿茶酚与多巴在结构上相似。当人们精神处于紧张状态时，交感神经兴奋，儿茶酚胺合成增多，对黑色素合成构成竞争性抑制。

2.神经、内分泌和免疫通路　近代研究证明，心理应激能够影响中枢神经系统和免疫系统之间的相互作用，这部分是通过激素和神经肽来实现的。很多临床病例显示，白癜风患者往往伴有不同的内分泌紊乱和免疫功能失调，因此推测，精神因素诱发白癜风极可能是通过神经-内分泌系统而引起免疫系统紊乱所致。

(四)饮食因素

1.过量饮酒与过食海鲜　因过量饮酒或过量吃海鲜而引发的白癜风临床病例有很多。一般多是在过量饮酒或过食海鲜 7d 左右发病。在门诊，有些白癜风患者能明确指出自己初发病与饮酒、食海鲜有关，一些患者说自己每次饮酒或食海鲜后白斑会扩大，部分患者会反映自己在饮酒后白斑部位有瘙痒的感觉。一些从事饮食服务行业的人或不能戒酒的人，很难控制白斑的扩展。究其原因，多是饮酒影响神经内分泌功能、损伤肝脏、影响蛋白质与锌的吸收造成的。食海鲜也会引发变态反应，导致免疫失调，最后引发白癜风。也有人说食羊肉也会引发白癜风，不过这种情况在临床上很少见。

2.过量摄入维生素 C　维生素 C 是还原剂，参与酪氨酸代谢，能够抑制多巴的氧化，可使皮肤中形成的黑色素还原为无色物质和使黑色素转变为水溶性的胶样物质，导致黑色素形成变少。水果、蔬菜，以及一些植物的叶中都含有丰富的维生素 C。甜瓜、葡萄柚、木瓜、草莓、柑子、橘子、西瓜、酸枣等含有十分丰富的维生素 C，蔬菜类中含维生素 C 较高的是芦笋、花椰菜、圆白菜、菜花、芥菜、辣椒、马铃薯、甘薯和西红柿等。通常来说，带酸味的水果或蔬菜中的维生素 C 含量普遍较高。白癜风患者不可摄入过多的维生素 C，不过在对门诊病史搜集归纳中发现，很少有因过量摄入食物性维生素 C 而导致白癜风发病或白斑部位扩大的，更多的是因过量摄入药物性维生素 C，如日常服食保健品维生素 C 片。

3.含酚类食物　许多植物性食物如咖啡、蔬菜、水果含有大量的酚类，对黑色素细胞具有细胞毒性作用。

除此之外，我们发现一些挑食、偏食、饮料摄入过多、肥胖儿等白癜风患者，病情比一般的白癜风患者较难控制。

(五)物理性诱发因素

1.日光　日光中的紫外线能够激活黑色素细胞，表现为单位面积黑色素细胞增多，黑色素小体生成旺盛、移动加快，尤其以 290～380nm 的紫外线激活酪氨酸酶活性的能力最佳，能抑制存在于皮肤中的巯基，也能促进黑色素小体的生成，从而激活酪氨酸酶的活性。因此，紫外线是黑色素细胞制造黑色素的动力。

不过，日晒过度会使黑色素细胞功能过度亢进，促使其耗损而早期衰退；黑色素生成过多，导致中间产物蓄积，就会造成黑色素细胞的损伤或死亡；过度日光照射不仅直接使黑色素细胞受损,同时也会使表皮细胞受损,黑色素细胞与角朊细胞接触不良,黑色素小体无法通过表皮通畅排泄,就会致使黑色素小体阻滞,进而使得黑色素细胞功能衰退;受损的角朊细胞释放多种炎性因子,可直接损伤黑色素细胞,抑制黑色素的合成;而变性或死亡的黑色素细胞作为抗原,进一步导致酪氨酸酶抗体的产生,使得免疫功能紊乱,就会引发白癜风。这就是为什么有些人在旅游、晒伤、日光浴后不久,就会患上白癜风,并且白斑常出现在暴露部位及肤色较深的部位。这也进一步说明黑色素细胞功能活跃的部位或黑色素细胞加速合成黑色素时,容易使黑色素细胞自身破坏。

2. 机械性刺激　摩擦、压迫、搔抓也会引发白癜风,如戴眼镜的人常在鼻梁两侧和耳部出现白斑;乳罩、内裤、腰带过紧,会在乳房、腹股沟、腰部出现白斑;搓澡过度,在皮肤擦伤部位出现白斑;孩子因鞋不合适,在足背、内外踝处出现白斑;蚊虫叮咬或皮肤瘙痒反复搔抓后诱发局部白斑……因此,一定要特别注意避免机械性刺激。

3. 皮肤外伤　烧伤、冻伤、外伤、手术等因素,不仅能使局部皮肤变白,亦可引起远离部位的白斑,这是由于黑色素细胞受损,诱发免疫功能紊乱所致。例如,做完手术后不久,患者常在皮肤切口部位出现白斑,这是由于机体应激性改变,亦可因神经化学因素或免疫失调而导致散发型、泛发型白癜风。

（六）化学性诱发因素

很多化学物质也会诱发白癜风,比较常见的是酚类化合物所致白癜风,如焦儿茶酚、苯酚、对苯二酚、丁基酚、丁基酸、对叔丁酚等化学物质可由外界给予诱发白癜风。这类物质对黑色素细胞有选择性破坏作用,能够引起色素脱失。

一般在橡胶、塑料和树脂制造业工作的人容易患上白癜风,通常表现在常接触的部位。因为在橡胶等材料中,对叔丁酚是一种重要原料,经常戴橡胶手套者可引起手部白斑;橡胶月经带可引起女性外阴、会阴部白斑;避孕套可引起男女外生殖器白斑;戴眼镜者可引起鼻梁、颧骨和耳部白斑;儿童经常玩塑料玩具者可引起手部白斑,穿塑料鞋者可引起足背、足内外侧缘白斑;有些化妆品也含有酚类物质,长时间使用可引起面部白斑;摄影师在接触了含有酚类物质的定影液后引起手部白斑;酚和儿茶酚在工业上曾用作杀菌清洁剂,与这类制品接触,手部也会有出现白斑的可能。本类物质不仅引起接触部位白斑,甚至会诱发全身其他部位也出现白斑,这是因为:①有害物质损伤局部黑色素细胞后,能够通过神经免疫机制而扩散至其他部位。②有些酚类物可通过呼吸道或皮肤进入体内。③多种植物性食物如咖啡、蔬菜、水果亦含有大量的酚,可经消化道进入体内,引发白癜风。

此外,外涂过氧化锌、氯化氨基汞软膏,经常接触石油、漆、沥青,皮质激素局部封闭亦可引起皮肤色素脱失。

（七）炎症性诱发因素

炎症包括局部炎症和全身性炎症,局部炎症分为感染性和非感染性两类。细菌、病毒、真菌,以及变性、死亡的组织细胞等所形成的病理性渗出物,能够释放多种抗原物质,引发机体的免疫反应;局部炎症反应中释放的多种炎症介质、细胞因子,都会导致黑色素细胞受损;黑色素细胞受损诱导生成抗黑色素细胞受损抗体;某些炎症性皮肤病,因基底细胞液化变性而致黑色素细胞脱失引起局部白斑,并进一步引起远隔部位的白斑。一些慢性炎症由于角朊细胞增生,表皮增厚,黑色素细胞与角朊细胞接触不良,影响黑色素小体的转输和降解,导致黑色素小体阻滞,继发黑色素细胞功能减退或死亡。

全身性炎症反应如感冒、发热、咽痛之后不久患白癜风。而病毒感染性疾病,如水痘不仅可在皮损处引起白斑,而且在皮损之间的正常皮肤上也会出现白斑。也有一些白癜风患者在患上水痘、感冒、咽痛等病后,原白斑扩大、增多。过敏性皮肤病如湿疹、荨麻疹导致机体免疫系统紊乱,会伴发白癜风。

(八)季节因素

季节变换也与白癜风有一定的关系。根据临床数据显示,白癜风在春、夏、秋、冬四季均可发生,但以春末至夏季较为常见。不少白癜风患者春季或春末夏初发病或病情加重,主要是受紫外线影响。一方面,春季气候干燥,紫外线穿透性强,户外紫外线较强;另一方面,人体经过冬季,对紫外线的适应性偏低,所以春末夏初发生日光性皮肤病比例增多,白癜风发病率也会增高。

在初春发病者,也与春节期间饮食作息、情绪波动有关。不过,白癜风发病与不同季节的气温、气压、湿度等自然因素影响内环境,引起神经内分泌改变也有很大关系。也有些白癜风患者说其手部白斑在冬季减轻或消失,但到了夏天又会复发,其实,这种情况是因不同季节,白斑周围正常皮肤色素深浅变化而引起白斑与正常肤色的反差发生了改变形成的视觉误差,并不是白癜风真的好了。

(九)年龄因素

白癜风与年龄也有很大的关系。青春期、月经初期、怀孕或产前产后、老年、更年期发病或病情波动,与神经内分泌有关。通常情况下,中青年患者常合并有甲状腺及肝、胃、胰等消化器官疾病,这就给治疗白癜风增加了一定的难度。老年患者因为组织细胞生理性衰退,皮肤中多巴阳性黑色素细胞数目减少,治疗效果不佳。尤其是更年期妇女,病情往往难以控制,治疗效果更差。但是过了更年期的患者对免疫调节剂、活血化瘀中药比较敏感,治疗效果反而很好。

(十)作息不规律因素

作息不规律也会导致白癜风的发病。有相当一部分白癜风患者,是一些从事夜班或倒班的人,经常熬夜。也有一些高级白领,常在夜间加班加点,甚至还有些是夜生活丰富的患者,都对白癜风的发病和病情波动及治疗效果产生明显的影响。这是因为长期作息不规律,使得生物钟紊乱、神经内分泌失调所致。

(十一)其他因素

白癜风的发病原因有很多,所以白癜风的发病机制也会涉及方方面面,也有相当一部分患者查不出任何诱发因素,导致白癜风病情的严重。除了以上介绍的白癜风诱发因素外,白癜风的发生还与遗传因素、内分泌因素、表皮角质形成细胞功能异常因素、自由基因素、黑色素细胞因素、外伤因素等因素息息相关。

综上所述,白癜风发病因素较多,研究各种外环境因素,包括社会环境因素和自然环境因素在白癜风的发病学上有重要意义。患者在配合治疗过程中,也要结合实际环境尽可能分析自己的病情活动规律,找出与自己病情变化相关的环境诱发因素,是避免病情波动和疾病复发的一个不可忽视的重要环节,是提高治疗效果的最佳途径之一。

二、白癜风与血液

(一)白癜风的根源——血液

白癜风是一种常见的皮肤疾病,难看的外观让很多人望而生畏,这不仅给患者带来困扰,还对患者的就业、婚姻、家庭等带来严重的影响。由于外观难看,很多患者的治疗仅停留在皮肤表面,其实白癜风的发病根源在血液和脏腑。白癜风确实是皮肤上长出的一块块白斑,但这只是它的表面症状。其实白癜风这个病是"病在肌肤,症在体表,根在脏腑,源自血液"。

(二)白癜风与血液的关系

血液在输送营养物质及人体代谢过程中十分重要。

白癜风患者机体内环境失衡,免疫机制出现问题,血液中抗酪氨酸酶抗体增高,酪氨酸酶活性降低,不能正常催化黑色素的合成。血液微循环不畅,黑色素细胞营养物质输送不达表皮。白癜风的发病部位都存在着微循环障碍,使得营养成分不能够送到肌肤的各个部位,黑色素细胞不能够得到正常滋养而影响了其生长发育和新陈代谢,黑色素脱失,从而使局部皮肤脱色变白,出现白癜风病灶。

另外,对白癜风患者进行微量元素测定发现,绝大多数患者体内缺少部分微量元素,对白斑部位进行微循环测定也会发现,相同面积的皮肤上,白斑部位的毛细血管数目远较正常皮肤部位要少。这也从侧面证明了白癜风与血液之间存在着某种必然的联系。

(三)治疗白癜风首先要检查血液

在治疗白癜风时,血液检查是必不可少的步骤,白癜风患者一定不可忽视血液检查。通常,白癜风患者的血液黏滞度的增高不利于血液流动,故白癜风患者易发生微循环障碍。治疗白癜风时检查血液是为了能从患者的血液中发现异常,查明原因,提高治愈率,有利于白癜风患者的康复。根据临床病例,专家们发现很多白癜风患者伴有贫血、白细胞及血小板减少的情况,而且不少患者血液中能检出各种自身抗体。在白癜风治疗前首先对患者血液进行相关检测具有重要意义,尤其抗酪氨酸酶抗体检测等比较关键,可以据此判断患者体内酪氨酸酶的活性水平,然后进行科学的分类、分型、分期,制定更直接、更适合、更有效、更快速的康复方案。

三、控制黑色素细胞"饮食"的酪氨酸酶

(一)什么是酪氨酸酶

酪氨酸酶是一种含铜氧化酶,来源于胚胎神经嵴细胞,是黑色素和儿茶酚胺代谢的关键酶,也是目前唯一明确的黑色素代谢酶。酪氨酸酶突变可中断铜结合使其催化活性丧失。经过实验室研究发现,白癜风患者血液中有酪氨酸酶抗体,且与白癜风临床类型和分期密切相关。这提示自身免疫性白癜风发病机制与酪氨酸酶抗体水平有关,为其免疫治疗提供了依据,酪氨酸酶抗体可以作为白癜风活动性的一个指标。

(二)酪氨酸酶与白癜风的关系

大家都知道,白癜风是一种因黑色素脱失形成的皮肤白斑。通俗来讲,酪氨酸等物质是黑色素的直接原料,是黑色素形成中的必需元素,酪氨酸酶的主要作用就是把人体的酪氨酸等转化成黑色素细胞所需要的营养。就好比酪氨酸酶是一座加工厂,这座加工厂专门把酪氨酸加工成黑色素产生所需的营养。如果这个加工厂出了问题(酪氨酸酶活性降低或消失),产能下降了,甚至停产了,那么酪氨酸等就无法转化为黑色素细胞所需要的营养,人体黑色素细胞营养供应不足,皮肤中的黑色素细胞凋亡或减少,白癜风就出现了。

(三)酪氨酸酶与黑色素的关系

酪氨酸酶有 4 个基因,构成酪氨酸酶基因家族,它们都定位于黑色素小体膜上同一多酶

复合体中,彼此相互作用,共同调控黑色素细胞合成黑色素的质和量,这些分子是色素障碍性皮肤病(白癜风)的病因与发病机制。酪氨酸是黑色素的直接原料,而酪氨酸原料则是苯丙氨酸。酪氨酸是黑色素形成中的必要元素,而酪氨酸酶是合成黑色素化学反应重要的氧化酶,因此酪氨酸酶缺失或酪氨酸酶功能障碍就是引发白癜风的原因。酪氨酸在酪氨酸酶的催化作用下,氧化成多巴,进一步氧化成多巴醌,经过复杂的演变过程,最终形成由蛋白质、吲哚、醌等所构成的结构紧密的高分子聚合物即黑色素。如果某种原因致使酪氨酸酶活性降低,也就导致黑色素细胞合成障碍,影响了黑色素的合成代谢,从而产生白癜风。

血液中抗酪氨酸酶抗体检测有着重要意义,根据检查结果明确白癜风患者酪氨酸酶活性程度,然后据此对白癜风进行科学的分类、分型、分期,以便制定更适合、更具针对性、更有效的康复方案。

四、遗传因素

白癜风的发生因素有很多。研究证明,白癜风的发病与遗传、自身免疫、精神创伤及日光中的紫外线等多种因素有关。遗传因素在白癜风发病中多见,也是患者比较关注的因素。

(一)白癜风遗传的家系研究

白癜风有高度阳性的家族史和家族聚集现象。白癜风阳性家族史的解释都是一样的,有资料显示国外白癜风患者亲属中的患病率为18%~40%,而国内则为3%~17.23%。白癜风从亲代传递至子代的频率为3%~7%。据调查,1993年在美国的白人孩子的家庭,每个家庭通过先证者而确立,先证者的一级亲属中有一个或一个以上患者的占20%,先证者的子女比其他一级亲属患病的危险性高1.7倍,患病的相对危险度对父母来说是7,同胞姊妹是12,子女是36,二级亲属的相对危险度在1~16,对所有一级、二级亲属,平均相对危险度在5%左右,说明后代发病危险度最高,其次为同胞、父母、祖父母,血缘关系愈近的发病的危险度愈高。在我国,一些学者对150例白癜风患者的家系进行了调查,结果显示,白癜风患者家族史阳性率为26%,其中一级亲属与二级亲属共患率无显著性差异,但三级明显低于一级和二级,父母及子女共患率较同胞低,父亲向子女遗传的频率低于母亲。

(二)白癜风免疫遗传研究

研究表明,白癜风与HLA(人类白细胞抗原)有很大的关系,HLA亚型与白癜风不同的发病年龄相关,儿童患者与HLA-Bps、C4A3、CAB1、DR5、DQW3相关,成年患者与HLA-Bfs、C4A3、CAB1、DR7、DQW2相关。具有家族史阳性的白癜风与HLA-B46相关,家族史阴性的白癜风与HLA-A3、CW4相关。白癜风的遗传背景不同与HLA的关联是有一定差异的。根据国外研究资料显示,以PCR扩增基因组DNA后斑点杂交研究荷兰人群中HLAⅡ类基因与白癜风的关联,发现DRB4 * 0101等位基因与白癜风之间的相对危险度为2.21,家族配对的相关研究也发现,DQB1 * 0303与白癜风之间有关联。DRB4 * 0101和DQB * 0303等位基因均为白癜风的危险基因。由于人体免疫耐受的原因,患白癜风的母亲所生的孩子患白癜风的概率并不很大(虽然被遗传但不发病),但这些孩子将来所生的孩子如果万一发生白癜风(也就是隔代表达)的话,也将是恶性白癜风。因此,自己的疾病要尽早治愈,不然可能会遗传给下一代。专家经过多年的临床经验证实,白癜风的遗传概率为5%~30%。遗传也是白癜风诱发的一个重要因素,白癜风与遗传有一定的相关性,但遗传因素只占发病因素的很小一部分。环境因素(如生活方式、工作环境、饮食习惯、精神状态及空气、水源等)也起着重要作用。一般遗传因素与环境因素都具备才会发病。即使存在遗传,其传给下一代的概率远不像其他遗传病那样高,上下代直系亲属均发病者更为少见。因此,白癜风患者是可以婚育的,但需要注意的是,白癜风患者在寻找配偶时,不应该找同患此病的人,以免遗传因素增大。

第二节　白癜风的诊断

一、白癜风的临床表现

一般情况下,白癜风有以下 3 种表现。

(一)白斑的出现是白癜风最主要的外在表现

1.白斑发生的部位　白斑可发生在身体的任何部位,但多发于头面部、颈部、手背、四肢等暴露部位,以及易受压迫与摩擦的部位;如束腰带处及四肢关节等处。病损多对称分布,白斑还常按神经节段(或皮节)分布而呈带状排列,此类为单侧发病。除皮肤损害外,口唇、阴唇、龟头及包皮内侧黏膜也常受累,白斑可泛发全身。

2.白斑的大小　白斑大小不一,初发病时多呈粟粒至手掌大小等,白斑可单独存在,呈点状、片状斑片,也可相互融合呈大片状,甚至泛发全身。

3.白斑的形态　白斑可呈圆形、椭圆形或形态不规则。

4.白斑表面情况　白斑表面光滑无皮疹,境界清楚,边缘色素较正常皮肤增加,白斑内毛发正常或变白。

5.白斑的颜色　根据病情发展状况不同,白斑的颜色可出现淡白色、乳白色、云白色、瓷白色等不同。

(二)白癜风的内在症状是黑色素细胞受损

根据临床数据统计发现,白癜风的症状主要是患者体内黑色素细胞受损,黑色素合成减少。我们都知道,人类皮肤有多种颜色,包括黑、白、黄、棕等不一样的肤色。为什么皮肤会有颜色呢?这是因为人体皮肤中存在黑色素。不同肤色就是因为黑色素的含量不一样所引起的。而白癜风患者就是因为表皮中黑色素细胞受损,不能正常合成黑色素,因此皮肤上出现白斑。白斑多数对称分布,也有些患者的白斑是沿神经节段排列。除皮肤伤害外,亦可累及部分黏膜。

(三)其他表现

白癜风多无自觉症状,少数患者在发病前或同时有患部局部的瘙痒感,白癜风常伴其他自身免疫性疾病,如糖尿病、甲状腺疾病、肾上腺功能不全、恶性贫血、风湿性关节炎、硬皮病、异位性皮炎、斑秃等。

另外,部分患者会出现同形反应,即皮肤受到外伤或有炎症后局部出现白斑或白斑扩大的一种现象。由同形反应诱发的白斑大多数局限在炎症或外伤部位,逐渐向四周扩大,也可在远隔部位的正常皮肤上发生。白癜风的同形反应多发生于疾病的进展期,其发生的时间可长可短,短者可发生在损伤后 10~20d,长者可达数月或数年。

二、白癜风的临床诊断

白癜风属于一种较为常见的皮肤疾病,目前通过科学有效的方法,白癜风是可以达到一个较为理想的治疗效果的。但是生活中有很多患者花费了不少时间与精力,却一直没有获得一个较为满意的治疗效果。这其中一个很重要的原因就在于缺乏科学规范的治疗,尤其是忽视了治疗前的检查与诊断,那么在治疗时就会显得比较盲目,不但得不到针对性、有效的治疗,还容易导致误诊误治,使自己长期陷入疾病的阴影之中。

治疗白癜风的一个重要原则是早发现早治疗。患者自身应对白癜风的症状、病情等有所了解,在不能自行判断时,就应去医院让专业的白癜风医师进行诊断。

(一)白癜风疾病活动度评分(VIDA)积分及临床表现

总分>1分即为进展期,≥4分为快速进展期;近6周内出现新皮损或原皮损扩大(+4分),近3个月出现新皮损或原皮损扩大(+3分),近6个月出现新皮损或原皮损扩大(+2分);近1年出现新皮损或原皮损扩大(+1分);至少稳定1年(0分);至少稳定1年且有自发色素再生(-1分)。

(二)白斑分级(手掌面积约为体表面积1%)

1级为轻度,<1%;2级为中度,3级为中重度,6%~50%;4级为重度,>50%。

(三)白斑形状

白斑形状大体可分两种,一是类圆形,包括圆形、椭圆形、类似圆形等;二是不整形,如地图形、白云状。有的白斑上界为双髂前上棘连线,两侧边界为腹股沟,使白斑呈倒三角形。有的白斑在一侧胸或一侧腹,其中间边界恰是人体正中线。有的白斑恰在两侧乳房,如两只白碗扣在两侧乳房。

(四)白斑数量

可多可少,有的全身只有一个孤立白斑;有的全身有数块或数十块。白斑面积可大可小,小至黄豆,大至整个胸腹或臀部,有甚者白斑占据全身大部分皮肤。

(五)白斑色度

白斑虽均为白色,但白的程度、性质却不尽相同,根据我们临床观察,初步将白斑颜色分为4度,或称为白斑的色度。

Ⅰ度:白斑为浅白色或称为淡白色,浅白色斑边缘多不清楚,界限模糊,如云雾状;表皮纹理能正常显现,毛囊口多为正常,无闭塞现象。Ⅰ度浅白斑多属于发展期,一旦发展,其速度相当快,故急需控制。一般幼儿型浅白斑,其色度和形状可多年不变,只随年龄增加、身体的生长白斑才逐年扩大。

Ⅱ度:白斑为乳白色,边缘可以清楚,也可模糊,表皮纹理开始模糊,少数患者或同一患者个别白斑表皮纹理虽隐约可见,但已不清楚,总体分析多数尚清楚可见,毛囊口在极少数患者白斑或部分白斑区已闭塞。

Ⅲ度:白斑为云白色,边缘基本清楚,表皮纹理多数模糊不清,毛囊口基本闭塞。

Ⅳ度:白斑为瓷白色,有白色陶瓷的颜色,有瓷器的光泽,可反光。表皮纹理、毛囊口基本消失,局部血液循环严重阻碍,白斑多僵硬或变厚。病程多较长,治疗有一定的难度。

此外,白癜风毛发变白有着特殊的意义,因为白癜风复色的主要来源是毛囊外根鞘黑色素细胞,毛发变白意味着毛囊黑色素细胞储库的破坏。

随着病情发展，或经过某些治疗(如激素)，白斑处皮肤似有变厚的趋势，以及变粗糙的倾向。

白斑周边有的可见色素沉着，形成较清楚的褐色的色素带，使白斑的边界更显清晰，虽然白斑周边色素沉着有深浅不同，但此点可称为白癜风白斑的一个特征。有的患者在日光照射后或经光化学治疗(如补骨脂素-长波紫外线照射)后，白斑周边色素带更加明显，颜色更重。

白斑对日光或紫外线较敏感，部分患者日晒后白斑处有灼痛、变红(红斑)、水疱，也可有瘙痒感。

三、白癜风的临床分类

我们知道，日常生活当中，有很多因素会诱发白癜风的发生，因此导致不同类型的白癜风。一般说来，不同类型的白癜风，医治方式、治疗难易程度都不相同，那么白癜风有哪些分类呢？在临床医学研究上，近年来对此病的分型一般分为"四型""二类"和"二期"。"四型"分别为节段型、非节段型、混合型及未定类型白癜风。"二类"为完全性白斑和不完全性白斑。"二期"为进展期和稳定期。

(一)"四型"

包括节段型、非节段型(寻常型)、混合型及未定类型白癜风。

1.节段型白癜风 沿某一皮神经节段分布(完全或部分匹配皮肤节段)，单侧的不对称的白癜风。少数可双侧多节段分布。

2.非节段型(寻常型)白癜风 包括散发型、泛发型、面肢端型和黏膜型。散发型指白斑≥2片，面积为1～3级。泛发型为白斑面积4级(＞50％)。面肢端型指白斑主要局限于头面、手足，尤其好发于指趾远端及面部口腔周围，可发展为散发型、泛发型。黏膜型指白斑分布于2个及以上黏膜部位，可发展为散发型、泛发型。

3.混合型白癜风 指节段型和非节段型并存。

4.未定类型白癜风 指非节段型分布的单片皮损，面积为1级。

此外，晕痣型，又称离心型白斑，有学者认为是白癜风的一种类型，好发于躯干部，特别是背部，偶尔见于头面部。

(二)"二类"

1.完全性白斑 白斑为纯白色或瓷白色，白斑中没有色素再生现象，白斑组织内黑色素细胞消失，对二羟苯丙氨酸(DOPA，多巴)反应阴性。

2.不完全性白斑 白斑脱色不完全，白斑中可见色素点，白斑组织内黑色素细胞数目减少，对二羟苯丙氨酸(多巴)反应阳性。

(三)"二期"

1.进展期 进展期白斑增多，原有白斑逐渐向正常皮肤移行，境界模糊不清。在临床大量实践中观察到通过白斑本身的一些表现，可以判断白癜风的活动期。

(1)扩散晕环(或称漫润环)：在白癜风病灶周边，有一色素脱失环，其颜色较白斑略深，较正常肤色浅淡，此扩散环边缘可清楚，也可模糊不清，可是完整的环形，也可在白斑周边某一部分出现此种色素脱失带。此扩散晕介于白斑与正常皮肤之间，逐渐过渡，此晕环或扩散带可宽可窄。此环可较迅速的进一步脱色，完全融合在白斑之内，使白斑逐渐扩大。此后在扩大了的白斑周边再继续出现扩散晕环，周而复始使白斑不断扩大。扩散环是白癜风活动期较常见的标志。

（2）白斑边缘模糊不清，白斑色浅淡：患者很可能是处于活动期，原有白斑可较迅速扩散，也可有新的白斑出现。

（3）同形反应：皮肤损伤1年内局部出现白斑。损伤包括物理性（创伤、切割伤、抓伤），机械性摩擦，化学性或热灼伤，过敏性（接触性皮炎）或刺激性反应（接种疫苗、文身等），慢性压力，炎症性皮肤病，治疗性（放射治疗、光疗）。白斑发生于持续的压力或摩擦部位，或者是衣物、饰品的慢性摩擦部位，形状特殊，近期出现同形反应，应视为活动期，此期原有白斑可扩大，或其他部位有新白斑出现。

（4）浅白斑：也是活动期的标志之一，浅白斑边界模糊不清，数片浅白斑相互交错融合，形如风卷残云，白斑不断扩大发展。

2.稳定期　白斑停止发展，境界清楚，白斑边缘色素加深。

（四）白癜风伴发疾病

白癜风可伴发甲状腺疾病、肝病、结缔组织病、银屑病、斑秃、糖尿病、荨麻疹和湿疹皮炎、黑色素瘤、皮肤鳞癌，国外文献还曾报道有恶性贫血及皮肤黏膜念珠菌病等。

白癜风伴发疾病的发生机制可能有3种情况：①与白癜风有共同的、主要与免疫相关的发病基础。②继发疾病可能与白癜风治疗用药有一定关联。③伴发或继发疾病为独立的，其发生与白癜风无关。

（五）白癜风鉴别诊断

1.花斑癣　花斑癣也可有色素减退斑，皮肤损害以淡白色为主，呈圆形或卵圆形斑，边缘比较模糊，表面往往有许多微细的鳞屑，有折光性，可直接通过镜检找到真菌。而白癜风患者的皮损表面光滑无鳞屑，边缘有色素沉着，除色素脱失外无任何的萎缩或脱屑等变化。

2.无色素性痣　出生即有或生后不久发生，持续终生不变，白斑边缘无色素加深，不如白癜风那样明显。

3.贫血痣　表现为浅色斑，该处血管功能异常，血管处于收缩状态。以手摩擦局部，则周围皮肤发红，而浅色斑不红。浅色斑终生不消退。

4.老年性白斑　皮肤往往出现老年性黑子，毛发可变灰白，此时在胸背、四肢等处可出现米粒到绿豆大小的圆形白点，稍凹陷，日光可能是一重要发病因素。

5.炎性皮肤病　是由于皮损的表皮细胞接受由黑色素细胞树枝状突转移来的黑素颗粒的能力受损，如银屑病的色素减退。

6.其他　斑驳病，特发性点状白斑等。

四、白癜风的相关检查

白癜风的发病因素比较复杂，在治疗的时候，弄清病因尤为重要。

都说白癜风的诊断比较容易，但是白癜风的症状与其他病也有相似的状况，很多白癜风患者并不知道自己该如何检查，盲目进行治疗，结果导致病情不但不见好转，反而变得越来越严重。因此，治疗白癜风前是需要做一些检查的，这样才能找准病因，对症下药。

那么，白癜风需做哪些检查呢？下面我们一起来仔细了解一下。

（一）三维皮肤CT检查

它是利用光学聚焦原理，采用计算机三维立体断层成像技术，从而实现直观、实时、动态观测患者白癜风发生、发展、疗效与皮损变化情况的目的,针对患者白斑进行精准定位,快速扫描出其皮下黑色素细胞是否存活及存活数量,为治疗各种类型尤其是久治不愈的顽固型白癜风提供更加科学、可靠的检查依据。与传统病理活检相比,它具有无创无痛、患者舒适度高,以及检查迅速等优点。

（二）WOOD 灯检查

WOOD 灯是一种新的鉴别白癜风标准的仪器,可以准确地检测出黑色素脱失多少,辨别是完全性还是不完全性白癜风,临床上肉眼有时难以发现正常皮肤特别是白皙皮肤上的浅色斑或某些隐匿性白斑,而在 WOOD 灯下白癜风的皮损为纯白色,患处皮肤与周围正常皮肤对比鲜明,界限清楚,而真皮色素的变化在 WOOD 灯下则不明显。

（三）酪氨酸酶检测

酪氨酸酶与白癜风的形成有着至关重要的关系。我们都知道白癜风最直接的原因是黑色素的缺失,而酪氨酸酶是合成黑色素化学反应中重要的氧化酶,酪氨酸酶抗体可以作为白癜风活动性的一个指标。通过对酪氨酸酶活性进行检测,可精确检测出白癜风患者的真正致病原因。

（四）微量元素检测

研究表明,白癜风的发病与铜、锌等微量元素关系密切。临床大多数白癜风患者的血液和皮肤中铜离子或铜蓝蛋白含量低于健康标准。而且经研究证实,酪氨酸酶是以铜离子作为辅基的,其活性与铜离子密切相关。因而在对白癜风患者进行检查时,微量元素检测是一项必不可少的程序。

（五）抗黑色素细胞抗体检测

检测患者血液中抗黑色素细胞 IgG 抗体并分析其与疾病活动性及发病类型的关系。进展期白癜风患者抗黑色素细胞抗体水平明显高于稳定期及正常人,进展期寻常型白癜风中泛发性患者抗体滴度明显高于局限性者,差异均有统计学意义。白癜风患者血液中抗黑色素细胞 IgG 抗体与疾病的活动性及发病类型有一定的关系,支持白癜风与自身免疫有关。血清中抗黑色素细胞抗体会损伤正常功能的黑色素细胞,被损伤的黑色素细胞可再释放抗原,刺激机体产生更多的抗黑色素细胞抗体,如此恶性循环下去,导致受损黑色素细胞越来越多。

（六）微循环障碍检测

通过荧光显微技术,检查身体外围的微循环,包括对身体常发白斑部位,如甲襞、球结膜、舌尖、唇、牙龈等处的检查,常见的是手指甲襞微循环检查和球结膜微循环检查。它不仅能检查出患者的发病原因,还能检查到患者是否患有其他一些疾病,为白癜风患者做出精确的诊疗方案。

第三节　白癜风的治疗

一、手术

在治疗白癜风的时候很多人会想到手术治疗,不过,白癜风手术治疗的方法有多种,那么如何选择呢?

白癜风致病因素有多种,每个人病情也都不同,因此,具体适合的疗法也不一样,所以患者在决定手术治疗时,应先检查清楚,根据专家意见选择合适的治疗方式。

早在20世纪50年代初,就有人试用皮肤移植方法治疗白癜风,开始使用全层皮片,但效果并不是很理想,后来经过不断发展改进,由全层皮肤移植到表皮移植,最后发展到黑色素细胞的培养和移植,取得了重大进展。目前有3种手术方法可供选择:移植治疗、文色法、皮肤磨削术。移植治疗又分为组织移植和细胞移植。

(一)组织移植疗法,

组织移植是采用取皮法从患者自身正常的皮肤处取下供皮,将其移植到白斑处的一种治疗方法。组织移植包括全厚层钻孔移植、薄层削片移植、单株毛囊移植、发疱移植等。

(二)细胞移植

目前,细胞移植主要有两种,一种是表皮细胞悬液移植,一种是培养的黑色素细胞移植,后者是借用细胞培养术来增殖黑色素细胞的数量,然后移植到白斑处的一种手术。一般患者所采用的黑色素细胞是从患者自身皮肤中分离出的黑色素细胞进行培养、增殖,最后移植到皮损部位。

细胞移植注意事项:①适用于从血液和脏腑同步治疗后的稳定期白癜风患者(稳定6个月以上)。②适用于稳定期的未定类型和节段型白癜风患者。其他型别白癜风的暴露部位皮损也可以采用。③选择移植方法需考虑白斑的部位和面积(除外活动部位)。④进展期白癜风及瘢痕体质,同形反应患者应为移植禁忌证。

在上述几种移植治疗中,细胞移植的临床经验不多,薄层削片移植和负压吸疱移植成功率较高,经移植术达到复色的缝隙可采用全厚层钻孔微移植来弥补。移植是否成功,受到多种因素的影响,临床数据表明,白斑处有微环境的改变。此外,黑色素细胞体外培养后有无变化,染色体是否正常,移植片对人体有无影响,以及远期效果如何等,都需要做进一步的观察与研究。

二、激光

20世纪80年代初期,就已出现采用激光疗法治疗白癜风的案例。1981年,日本激光研究所研究人员就用接近紫外线波长的氩激光对白癜风的白斑区做点状照射,取得了一定的疗效。此后,国内外陆续出现了关于激光治疗取得佳绩的相关报道。

308nm准分子激光又称为氯激光,308nm准分子治疗仪通过纳米级的激光光束直接作用于白斑局部,从根本上解决了黑色素细胞被破坏的问题。2000年美国FDA批准308nm准分子激光用于治疗银屑病,很快,有人尝试用308nm准分子激光治疗稳定期局限型白癜风并取得较好的效果。目前,308nm准分子激光是国际上唯一指定用于白癜风治疗的准分子激光治疗系统。

临床研究表明,单一的308nm波长是诱导白癜风和银屑病皮损中病理性的T淋巴细胞凋亡的最佳波长,也是UVB波段内穿透力较强的波长,最深可穿透真皮浅层1.5mm,因此对治疗白癜风、银屑病等皮肤病有良好的效果。医疗上就是利用这个原理,通过激光直接照射皮损处,使之引起相关的生物和化学变化,从而促进皮肤色素的合成,达到治疗的目的。

激光治疗适用于全身性白癜风的患者。这是因为,通过激光进行白癜风治疗的原理就是通过308nm的激光光束直接作用于白斑局部,促进T淋巴细胞凋亡,来达到治疗目的,也就是说是针对白癜风的发病原因,从根本上解决黑色素细胞被破坏的问题,对各类型白斑及不适合做黑色素细胞移植的患者、不适合用药物的患者、孕妇、儿童,准分子激光是可供选择的方法。

现在医学技术越来越发达,有很多可以有效治疗白癜风的方法。有些白癜风患者在看到一些使用激光光疗治疗白癜风的成功案例时跃跃欲试,但是又担心激光治疗会给自己带来一些别的影响。那么激光治疗白癜风有什么弊端吗?

需要提醒的是,任何治疗方式都会有弊端,不过根据患者不同的病情,采用合理的治疗方式,能够大大降低治疗带来的不良影响。采用激光治疗法时,首先要先确诊,再制定治疗方案,然后再进行治疗。不同的病情,治疗方式也是不一样的,盲目地随从他人使用激光光疗治疗白癜风,效果是不可预测的,效果好则能控制病情,效果不好反而可能促进白癜风的扩散,那就得不偿失了。

临床发现,传统激光治疗白癜风的方法会出现类似烫伤的水疱,因为每个患了白癜风的人肤质存在差异,因此有些患者在使用激光治疗后,会出现轻微的皮肤红肿疼痛,通常来说在经过治疗以后会很快消失。不过也有的患者光疗后会出现皮肤瘙痒、皮肤干燥、肠道反应等情况,甚至有的患者还会引起病情的加重,不能从根本上遏制白癜风。因此,患者在选择激光治疗时要慎重。

三、脱色

白癜风脱色疗法也称逆向疗法,是一种采用脱色剂外涂久治不愈的白斑边缘着色过深的皮肤,使之变淡,近于正常皮肤的颜色,或消除泛发型白斑中残留的正常皮肤色素,使皮肤颜色达到一致,以改善患者外观的一种治疗方法。

(一)适应的患者

脱色疗法治疗白癜风效果较好,比较适合皮损面积较大、无过敏症状的患者。并不是所有白癜风患者都能使用脱色疗法。一般来说,当白癜风患者使用其他疗法无效,或者白斑面积超过正常肤色面积,某一部位出现大面积白斑仅残留小面积正常肤色皮肤的患者就可考虑用脱色疗法。这种治疗方法成年患者可以使用,小儿患者则不适合。

(二)操作方法

用脱色剂 3%～20%氢醌单苄醚膏或 4-甲氧基苯酚外擦,每天 2 次,持续 6～10 个月,部分用药时间要长达几年。

(三)使用脱色疗法的弊端

1.所需时间长　一般需要外用 10 个月或更长时间。

2.不良反应多　有些患者使用脱色剂脱色的部位还可能诱发新的白斑,并且在使用时还会引起一些不良反应,如接触性皮炎、局部皮肤的红肿、皮肤干燥瘙痒等。

(四)注意事项

在脱色治疗后,患者需要终身保护皮肤,避免紫外线损伤。

脱色治疗后仍需坚持每 3 个月做一次定期脱色,以巩固治疗效果。

采用脱色疗法后,患者皮肤会变得十分脆弱,很易受到外界有害物质的刺激,如日光、机械性刺激等,有的患者甚至可能经常被纸张等东西划伤。因此,采用此疗法后,患者一定要格外谨慎地爱护皮肤,不让皮肤受到损害。

综上所述,虽然白癜风脱色疗法对某些患者有些效果,但同时该疗法带来的负面影响也很明显,患者在决定是否采用该疗法前,一定要三思而后行,要清楚自己的身体状况是否适合用白癜风脱色疗法,以避免皮肤损伤过多而加重病情。

四、药物

近年来,白癜风患者使用药物治疗有明显的上升趋势。有很多患者因为患了白癜风,想要早些治好,病急乱投医,甚至会相信一些江湖上的所谓家传偏方,结果适得其反,不但没治好白癜风,反而加重了病情,得不偿失。那么,如何选择药物治疗白癜风,选择药物的关键是什么呢?效果如何呢?很多人对此并不了解,我们现在就来介绍一下。

药物的选择影响着白癜风的治疗。普通药物药性弱,由于受到落后的制药工艺限制,药物分子很大,不能有效通过人体的血脑屏障到达大脑的垂体和中枢神经系统松果体,不能很好地修复受损的黑色素细胞,促进黑色素的分泌,很难达到理想的治疗效果。使病情得到康复。选择药物要慎重,须听从医生的指导。

有些患者在听到其他患者使用某种药物有效后就盲目跟风,这种做法很不可取。还有些患者不找病因盲目进行治疗,只知道患上了白癜风见药就用,导致很多患者虽然长期用药,但是效果不理想,甚至有的患者出现了抗药性、白斑大面积的扩展、药物过敏等不良反应,失去了最佳的治疗时间。而且就算病情相同,但是因为每个患者的个体情况、体质、药物是否过敏等也存在差异,不能盲目使用药物。

药物治疗白癜风分为药物内服和药物外用,药物治疗白癜风是效果比较稳定的一种治疗方式,既避免了手术治疗的一些不良反应,也可以根据患者类型及发病情况灵活调整,那么,白癜风内用药好还是外用药好呢?

白癜风内服药及外敷药都各有优势,并没有明确的优劣之分。外敷药因为可以将药效直接作用于患处,药效发挥更快,治疗效果比较容易见到。不过,使用单一的外敷药复发率比较高,很难从根本上治疗白癜风,这就是所谓治标不治本。

白癜风内服药也被广泛使用,内服药通常是从整体上调理身体的免疫力和身体微循环,从根源上消除白癜风的病因,尤其是中医内服药,治疗方法比较灵活,治疗更有针对性,可以根据患者的类型灵活制定治疗方案,单人单方,复发率较低,被广泛运用。不过,中医内服药见效时间比较长,需有耐心。

白癜风药物内服和外敷二者皆有利弊,患者可以根据医生的指导,选择合适的治疗方法。

五、遮盖

遮盖疗法是指用含染料的化妆品涂搽白斑处,使白斑的颜色接近周围正常皮肤的颜色,也称美容疗法,但是疗效短暂,常在需要社交的时候使用,增加患者的自信。但是这种疗法并不能长久使用,因为遮盖剂会影响白癜风的治疗效果。

有一个20多岁的小伙子,刚开始只是小腿上长了一块白斑,但是没几年,白斑就迅速扩散到身体的很多部位。他一直被白斑困扰,试过很多种方法都没能够治好,白斑蔓延到了全身,最后干脆放弃治疗了。后来,他听了朋友的建议,在手臂、后背和脖子上做了大片的文身,绚丽的图文将成片的白斑遮盖起来,他觉得很满意,说这是化腐朽为神奇。但是,这种方法真的有效吗?

文身对一些顽固性难治的白斑起到较好的遮盖作用,满足了患者社交需求,避免了因白斑影响容貌造成的心理压力。但是在文身的过程中可能会形成新的创口,也就是外伤,加重白癜风的病情,因为外伤也可以诱发白癜风,这在医学上叫同形反应。文身所使用的颜料各式各样,存在很多化学成分,对于白癜风患者来说,这种状况可能会导致白斑出现扩散蔓延,而且白癜风虽然是皮肤表面的症状,但致病根源在脏腑与血液,而文身是外在的因素,只是消极的遮掩,根本起不到治疗作用。

为什么会出现患者用文身遮盖白癜风的情况,而且还会得到很多人的响应呢?其实本质上还是因为某些医院、某些医生采取不规范的治疗,导致白癜风患者对治疗失望,才不得已选择文身遮盖。

针对白癜风这种疾病,如果不规范化治疗,眉毛胡子一把抓,"千人一方,万人一药",则与瞎治乱治没有什么区别。中医学讲究对待疾病要辨证施治,从整体上把握,白癜风的治疗也是如此。很多患者看到别人治疗有效,自己也采用同样的手段治疗,却效果不大,原因是什么呢? 原因就在于他们没有认识到白癜风的复杂性,每个人的发病诱因、病情、个体条件都不一样,这就决定了在具体的治疗手段上也是有针对性的,否则便会走入"千人一方,万人一药"的治疗误区。

那如何才算是规范化的诊疗呢? 针对不同的患者、病因、病情,要辨证施治。这也就是我们一直提倡的规范化诊断与治疗。

在治疗前,首先就要为患者进行全面科学的检查,尤其是要进行酪氨酸酶检测。酪氨酸酶检测是了解白癜风病情发展程度、判断治疗预期效果的重要指标,是指导治疗的重要依据。只有借助现代先进仪器对酪氨酸酶活性做了准确的检测,对白癜风进行科学的分型、分期及定性,在准确诊断的前提下,根据患者个人体质差异、药敏度的不同,按因人而异、因症而异的原则制定更直接、更适合、更有效、更快速的个性化、针对性康复方案,才能避免治疗的盲目性。而且在具体治疗过程中,针对白癜风的致病源头血液和根本脏腑进行同步整体个性化精准治疗,是科学有效治疗白癜风的核心。

另外,我们说的规范化诊疗,还包括康复巩固治疗及心理方面的干预。白癜风患者如果遇到心理上的问题,一定要学会缓解压力,控制好自己的心境,这样才能更有利于治疗。

白癜风好发在人体的裸露部位,严重影响外表美观。在临床工作中,我们发现很多白癜风患者心理方面的压力远远大于疾病本身对他们产生的危害,而且加大了治疗的难度。特别是青少年人群,如果患者心理压力过大,会极大地影响治疗的后期效果。因此,在对患者进行技术治疗的同时,进行心理方面的干预就显得尤为重要。

第四章　红斑丘疹鳞屑性皮肤病

第一节　银屑病

银屑病,俗称牛皮癣,是一种以红斑、丘疹与鳞屑损害为主要特征的慢性复发性炎症性皮肤病。

本病的病因与发病机制尚不清楚。到目前为止,其诱因或病因主要有以下一些:①遗传因素,目前大多数学者认为本病是一种多基因遗传病,家族中有银屑病者为10%～80%,国内报道为10%～23.8%。双亲同患银屑病者其子女患病的可能性较双亲之一患病者高。②免疫因素,银屑病患者有众多免疫学异常,包括细胞因子、黏附因子与各种免疫细胞等多种因素介入本病的病理生理过程。现认为 T 细胞的活化及其引起的继发免疫炎症效应是本病发生和发展的关键环节。③感染,包括细菌感染、病毒感染与真菌感染。多数临床观察表明细菌感染在银屑病的病因中占重要地位,如链球菌或葡萄球菌感染等。与银屑病发病有关的病毒感染主要有乙型肝炎病毒、人免疫缺陷病毒或巨细胞病毒等,真菌感染为念珠菌或糠秕孢子菌等。④精神与心理因素,工作压力大、精神紧张与疲劳、情绪不稳定,尤其是抑郁与焦虑、家庭矛盾、社会人际关系复杂以及经济利益等,均可通过影响机体免疫系统和代谢与内分泌系统等诱发或加重银屑病。⑤代谢因素,主要为某些物质代谢障碍,如血清 α 及 β 球蛋白增加、尿酸增多、皮损中己糖激酶与酸性黏多糖增加、环磷酸腺苷(cAMP)减少、cAMP 与环磷酸鸟苷(cGMP)的比率增高以及前列腺素 E 与前列腺素 F 的比率失衡、表皮抑素减少、维生素或微量元素缺乏等。⑥内分泌因素,雌激素增加、黄体酮增加、泌乳素增高、促甲状腺激素水平降低、三碘甲状腺原氨酸(T3)减低、尿 17 酮类固醇减少,以及孕妇银屑病病损减轻与妇女月经期银屑病病损加重等均表明内分泌因素对银屑病发病有影响。⑦其他因素,与银屑病发病相关的其他因素有吸烟、肥胖、食富含花生四烯酸的红肉(包括牛羊肉)、潮湿寒冷环境、手术与外伤、某些药物与化学刺激等。

现认为银屑病是一种有遗传基础的并在环境、感染、代谢与内分泌异常、精神与心理因素等多因素参与下导致机体免疫功能失衡所引起的疾病。也有定义为银屑病是一种遗传和环境等因素共同作用以及免疫反应介导的自身免疫性疾病,各型固有和获得性免疫细胞构成复杂的调控网络而导致皮肤角质形成细胞异常增殖。

一、诊断

在自然人群中,银屑病的患病率为0.1%～3%。在我国,本病在北方寒冷地区较南方高温地区发病率高。多数患者的季节发病特点是冬季易发病或病情加重,夏季病情缓解或临床痊愈;也有少数冬季病情好转而夏季病情加重者;也有无明显季节性病情变化者。

本病可发生于任何年龄男女性,初发者多见于青壮年。根据银屑病的临床表现特征与病情程度将其分为寻常型银屑病、脓疱型银屑病、关节病型银屑病与红皮病型银屑病四型。寻常型银屑病为轻症型,其余三型为重症型。各型中又根据病变过程与损害发展消退等情况分为进行期、静止期与消退期三期。各型银屑病的病情程度也有不同。此外,在临床上可见到有极少数患者在上述四型间相互转变,如寻常型银屑病可转变为红皮病型银屑病,脓疱型银屑病可转变为红皮病型银屑病等,有学者将此称为不稳定性银屑病(unstable psoriasis)。

1. 寻常型银屑病(psoriasis vulgaris) 本型是银屑病中最为常见的一型,约占各型银屑病总数的90%以上。病变可发生于体表任何部位皮肤与黏膜,包括指/趾甲,但以头皮及四肢伸侧尤其是小腿为最早受累部位,逐渐发展波及全身。损害特征为大小不等与形态不一红色、暗红色红斑和/或丘疹,其上覆多少不等银白色多层鳞屑。大多数鳞屑易被刮除,刮除鳞屑后可见一淡红发亮的半透明薄膜,称为薄膜现象,再刮除该薄膜后即可见到出血小点,似露珠状,称为点状出血现象,即 Auspitz 征。层状银白色鳞屑性红斑与丘疹、薄膜现象和点状出血现象是寻常型银屑病的重要临床特征,具有诊断意义。

寻常型银屑病可表现有多种形状特征,据此可分为:①点滴状银屑病:常见于儿童,尤其是儿童感染性疾病如化脓性扁桃体炎后易发生。损害为绿豆至黄豆大小不等丘疹,散在或密集分布。②斑块状银屑病:皮损面积较大,呈圆形或扁平斑块状,似钱币大小或更大,也可多个相邻皮损相互融合成大片不规则的地图状。斑块状银屑病的主要特征是皮损边界清晰,周围无炎症性红晕,也无明显的点状出血现象,皮损表面有较厚的鳞屑,部分患者皮损部位损害表面可有皲裂和出血。

寻常型银屑病可局限于某一部位,也可泛发全身,据此又分为局限性银屑病和泛发性银屑病。局限性银屑病根据其病变部位不同有其不同特征与名称:①病变发生于头部者又称为头部银屑病。损害特征是以额部发际处皮肤为最常受累部位,多数呈散在片状,少数为整个头发部弥漫性红斑与暗红斑,覆较厚鳞屑。薄膜现象与点状出血现象尚不明显,而可见明显束状发,系较厚鳞屑和/或痂干涸所致头发呈束状改变,具有特征性。发生于头部的银屑病可于早期出现,往往经过数月、数年,甚至数十年后余部皮肤才相继发疹。②病变发生于面部者称为面部银屑病。常常为全身性损害加重时波及面部,以额部、两颞部与颊部为多发。损害特征为小片红色、淡红色斑,覆少量鳞屑或无明显鳞屑,系因日光暴露或常有洗脸的缘故。发生于眉部的损害多有较厚鳞屑,个别面部损害类似于 SLE 红斑呈蝶形分布。③病变发生于指/趾甲者称为甲银屑病或银屑病甲。可单独发生,也可于银屑病甲发生数年后余部皮肤出现银屑病损害。银屑病甲表现为1个到数个,甚至20个甲全部受累,表现为甲失去光泽、粗糙,甲表面呈点凹状,也可表现为纵嵴、横沟、肥厚或残缺,也可外观似典型甲真菌病改变。有观察提示若出现银屑病甲,应注意筛查关节病型银屑病。④病变发生于掌跖部者称为掌跖银屑病,可表现为点滴状、片状或弥漫性角质层增厚,常伴皲裂。⑤病变发生于黏膜者称为黏膜银屑病,可见于口唇、口腔颊黏膜与龟头等,其中以龟头最常见。损害为小片淡红斑,覆少量鳞屑或无明显鳞屑,长时间不退。龟头银屑病损害可单独发生,也可伴发于其他部位银屑病损害。⑥病变主要发生于肘、腘等肢体屈面和/或腋、股沟等皱襞部位称为反向型银屑病或皱襞部银屑病或屈部银屑病。

其他可见的银屑病病变还有:①脂溢性皮炎样损害。病变发生于头皮、面部、胸部和背部皮脂腺分布密集区,表现为红斑及淡黄色油腻性鳞屑,似脂溢性皮炎外观。②湿疹样损害。多为银屑病损害受摩擦与搔抓后出现糜烂、渗液等,似湿疹外观。③蛎壳状损害。银屑病损害较厚、糜烂,结厚痂堆积,呈蛎壳状。④扁平苔藓样损害。银屑病损害外观似扁平苔藓呈紫红色苔藓样外观。⑤疣状损害。银屑病损害呈疣状外观。⑥肥厚性损害。银屑病损害部肥厚,呈皮革状或苔藓化外观。⑦同形反应(isomorphic reaction 或 Koebner phenomenon)。是指在皮肤黏膜受损伤,如注射、创伤、外伤或手术等后于损伤部位发生银屑病损害,通常在损伤后 2～21d 内发生,该反应的出现表明银屑病病情活动或加重。

银屑病的自觉症状与个体因素及病情严重程度有关。在大多数病例,无明显瘙痒等自觉症状,有少数病例和/或在病情加重时或泛发性银屑病者可有轻度到明显难忍的瘙痒。

寻常型银屑病病程经过慢性,加重与缓解交替进行,持续数年、数十年乃至终身。有的呈渐进性或持续性加重,有的缓解或消退时间较长,可达数十年,但损害消退后不复发者极为少见。

在临床上,根据本病的病变特征分为 3 期:①进行期或进展期:特征为损害数增多、损害扩大,颜色较红,鳞屑增厚,损害周围红晕明显,出现同形反应。此期多瘙痒显著。②静止期或稳定期:特征为损害不增加也不减少,大多不出现同形反应。此期瘙痒不明显或无瘙痒。③消退期或退行期:特征为损害逐渐减少,颜色暗淡,鳞屑减少,面积缩小,可见有的损害从中央开始消退,有的从边缘开始消退,有的完全消退后遗留短暂性色素减退或色素沉着斑。此期无瘙痒,也无同形反应。根据银屑病损害占体表面积的大小将银屑病分为轻、中、重三度,轻度为损害占体表面积的 2% 以下,中度为损害占体表面积的 2%～10%,重度为损害占体表面积的 10% 以上。

2.脓疱型银屑病(pustular psoriasis,psoriasis pustulosa)　此型也称为脓疱病型银屑病或脓疱性银屑病,较少见,约占全部银屑病的 1% 左右。其主要临床特征是无菌性脓疱与鳞屑层出不穷。根据病变发生部位又分为局限性脓疱型银屑病和泛发性脓疱型银屑病两种亚型。

(1)局限性脓疱型银屑病:又称为掌跖脓疱型银屑病。病变主要发生在掌跖部,呈对称性,也可扩展到指/趾背、手足背及腕部。损害为在红斑基础上出现密集粟粒至绿豆大小不等的无菌性脓疱。疱壁略厚,不易破裂,经 2～3d 后疱干涸结痂,形成褐色鳞屑脱落。随后又出现密集无菌性脓疱、干涸、结痂、鳞屑,如此反复发作。有的甚至在前一批结痂或鳞屑未完全脱落时又出现新一批病变,以致在同一部位同时见到脓疱、结痂与鳞屑等损害。本病自觉症状为瘙痒与胀痛感。除皮肤病变外,局限性脓疱型银屑病常累及指/趾甲,导致甲增厚、混浊、失去光泽,也可致甲变形、甲纵嵴或甲下积脓等。

(2)泛发性脓疱型银屑病:病变为全身性,多在寻常型银屑病基础上发生,可由局限性脓疱型银屑病发展为全身性,也可一开始即为全身性发病。本病大多发生急骤,在红斑水肿基础上出现密集或群集无菌性脓疱。经数日疱干涸后结痂,形成淡黄色或褐色鳞屑脱落。随后痂与鳞屑未完全脱落又出现无菌性脓疱,如此反复。自觉症状有瘙痒。有些病变因摩擦或搔抓导致糜烂与渗液,呈湿疹样变。患者多有发热、头痛与关节疼痛等全身不适,严重者继发细菌感染以及肝肾功能损害,可有白细胞升高等。

3.关节病型银屑病(psoriasis arthropathica)　又称为银屑病性关节炎(psoriatic arthritis)。此型少见,约占全部银屑病的 1%。其主要临床特征是同时具有寻常型银屑病病变与关节炎表现。关节炎表现有以下类型。

(1)单一或不对称性少关节炎:最常见,约占 70%。病变通常只累及单个或两、三个关节,以手和足的远端或近端指/趾间关节及指/趾受累最常见,也可累及膝、髋、踝和腕关节。表现为关节肿胀与疼痛,发生于手指者可见指呈腊肠形。此型可伴有腱鞘炎。

(2)远端指/趾关节炎:仅占 5%～16%,为典型的银屑病关节炎。病变常从足趾开始,再累及其他远端指/趾间关节,常为非对称性,有红肿与疼痛,最终可发生畸形,常伴有甲营养不良。

（3）残毁性关节炎：约占5%。主要病变发生于手足多个小关节以及脊柱和骶髂关节，有关节僵硬或强直，可因骨质溶解使指/趾变短。

（4）类风湿样关节炎：占5%～10%。受累关节常不对称，有晨僵与指关节梭形肿胀等类风湿关节炎特征。

（5）脊柱炎与骶髂关节炎：占10%～20%。表现有背痛、腰痛、骶髂部疼痛与活动受限等。

此外，也有学者将关节病型银屑病的关节病变分为远端指间关节炎型、破坏性（毁损性）关节炎型、对称性多关节炎型（与类风湿关节炎不易区别）、非对称性寡关节炎型和脊柱关节病型五型，其间可演变。

有学者提出当银屑病患者出现下列表现之一应警惕银屑病性关节炎：周围关节炎性肿痛；中轴关节炎性夜间痛；附着点炎；腊肠指或被风湿科病医生诊断的指/趾炎。有关活动性关节炎型银屑病的定义是一个或多个关节压痛、红肿和/或附着点压痛、指/趾炎及炎性腰背痛。愈后不良的相关因素包括有炎症活动的关节数≥5个、急性期反应物增高、影像学上可见病变进展、曾使用过糖皮质激素、关节功能丧失和生活质量降低等。

骨关节X线表现有软骨消失、关节间隙变窄、关节面侵蚀、软组织肿胀、骨质疏松与囊状改变等。

在临床上，关节病型银屑病的关节炎表现与银屑病病变的发生发展呈一致性，如银屑病病变重或病情发展则关节炎症状明显。反之，如银屑病病变轻或病变稳定或消退，则关节炎症状轻或无。这一特征是与其他风湿性关节炎等鉴别的要点。本病通常发作与缓解交替进行，若本病不能得到有效治疗，最终可致关节畸形、残毁及功能障碍是难免的。

4.红皮病型银屑病（erythrodermic psoriasis） 又称为银屑病性剥脱性皮炎或银屑病型红皮病。此型少见，约占全部银屑病的1%。该型可由寻常型银屑病或脓疱型银屑病进行期发展而来。也可因寻常型银屑病发展迅速或处理不当所致，如在其进行期用热水肥皂烫洗、外涂刺激性强烈药物或用糖皮质激素等治疗后突然停药或减量过快。红皮病型银屑病病变发展迅速，最初为原有皮损出现潮红与扩大，并于短时间波及全身皮肤（可见有少片正常皮肤或皮岛），导致皮肤红肿，大量鳞屑反复脱落，手足部可见大片或套状鳞屑脱落，严重者可每24h收集到数百克以上鳞屑。自觉症状为轻重不一瘙痒。有的病变可因水肿明显且受摩擦等而发生糜烂。患者常有浅表淋巴结肿大以及发热、头晕与头痛等全身症状，可有外周血白细胞升高。本病若经合理治疗，部分可恢复到寻常型银屑病，但仍有部分患者呈终身性反复加重，终因继发感染、水电解质平衡紊乱、肝肾功能损害或全身衰竭等死亡。

除上述病变外，据报道银屑病还可累及眼、肝脏、胃肠道、心血管和肾脏等多个器官，并引起相应器官的病变。

银屑病的诊断主要依据各型临床表现。寻常型银屑病诊断主要依据多层银白色鳞屑性红斑与丘疹、薄膜现象和点状出血现象，必要时借助组织病理学诊断（主要表现有角化不全伴角化过度，颗粒层减少或消失、棘层肥厚，表皮突规则下延，真皮乳头向上延伸，乳头上方表皮层变薄，白细胞在角化不全的角质层内聚集形成Munro微脓肿等）。脓疱型银屑病诊断主要依据发生部位、群集或密集无菌性脓疱与鳞屑，必要时借助组织病理学诊断（主要表现在棘层上部出现海绵状脓疱，即Kogoj海绵状微脓疱，其他与寻常型银屑病相同）。关节病型银屑病诊断主要依据有寻常型银屑病病变与关节炎表现同时出现，且关节炎症状轻重程度与银屑病病变轻重程度呈一致性。2006年,银屑病关节炎分类标准(classification critetia for psoriatic arthritis,CASPAR)研究组制定的分类标准可供参考,见表4-1。也可根据以下分类标准:①至少有银屑病损害和/或1个指/趾甲上有20个以上顶针样凹陷的小坑或甲剥离。②至少1个关节炎并持续3个月以上。③血清IgM型RF阴性(滴度<1:80)。红皮病型银屑病诊断主要依据有寻常型银屑病与脓疱型银屑病病史,表现为弥漫性红斑与大量鳞屑不断脱落等。

表4-1　CASPAR分类标准

炎性关节病(包括关节、脊柱或附着点)CASPAR得分≥3分,即符合CASPAR分类标准#
1.现发银屑病,既往银屑病史或家族史
2.典型的银屑病指甲改变:甲剥离、顶针样凹陷、过度角化等表现
3.现发指/趾炎(表现为全指/趾肿胀)或既往指/趾炎病史
4.影像学:关节周围新骨形成,手足X线可见关节周围异常骨化(非骨赘形成)

注:# 现发银屑病得分2分,其他表现均为1分

银屑病应与脂溢性皮炎、玫瑰糠疹、毛发红糠疹、副银屑病、扁平苔藓、二期梅毒、盘状红斑狼疮、体癣、头癣、甲真菌病、掌跖脓疱病、角层下脓疱病、连续性肢端皮炎、类风湿性关节炎(该病多为对称性小关节炎,以近端指间关节、掌指关节和腕关节受累常见,可有皮下结节,RF阳性,X线以关节侵蚀性改变为主)及其他因素引起的红皮病等病鉴别。

二、治疗

由于银屑病的病因与发病机制仍不明确,迄今对该病也无根治疗法。在临床上,有些病例不经任何药物治疗也可自行缓解。因此,对银屑病的治疗强调因人而异、个体化综合性治疗原则。本病的治疗目的是控制病情发展,使病变消退,延长缓解,减少复发,以提高患者的生活质量。在治疗过程中,应注意在提高药物等疗效的同时多考虑药物等疗法对患者的安全性影响。药物等疗法的选择应从简单常用到复杂少用,其疗程与剂量等要合理掌握。

1.一般治疗　应向患者详细介绍本病发病等情况,与患者多沟通,使患者对本病有充分的了解,积极配合治疗。应向患者说明本病无传染性,当今的治疗只能达到缓解或部分临床治愈,但可复发。积极寻找诱发或加重本病的因素如感染等,并有序合理治疗。患者应生活规律性,避免紧张与疲劳。皮肤应保湿,避免泡澡或过度清洗。为防皮肤干燥加重病变应外涂润肤剂。皮肤病变广泛且为进行期损害时应避免热水肥皂烫洗、避免刺激性强烈的外用药物、避免紫外线照射、避免摩擦与搔抓等刺激,以免加重病情或导致发展成红皮病等。加强营养,多食蛋白质与维生素含量丰富的食物,适当避免辛辣等刺激性食物,尤其是在病情处于进行期时应禁酒、辣、海产品与牛羊肉等食物。除特殊情况银屑病不宜内用糖皮质激素治疗。银屑病患者不宜应用的药物有硝苯地平、锂盐制剂、卡马西平、阿莫西林、多西环素、克拉霉素、阿司匹林、西咪替丁、抗疟药、特比萘芬、β受体阻滞剂、萘普生等非甾体类抗炎药、卡托普利、口服避孕药、降脂药物、干扰素与白介素类药物等,因为这些药物可诱发或加重患者病情。

2.内用药物治疗　治疗银屑病的内用药物较多,主要用于中、重症型患者。目前治疗银屑病通常推荐的一线用药有甲氨蝶呤、环孢素、维A酸类药物,二线用药有硫唑嘌呤、麦考酚酯、来氟米特、糖皮质激素和抗生素,其他可作为基辅药物。这种治疗方案是弊多利少,不利于患者的长久治疗,如这些药物一旦产生毒副作用不得不停用的情况下,该选择何种药物治

疗？因此,建议对寻常型银屑病患者,早期的内用药物治疗应根据其可能的病因,选择传统的治疗方法,以有效且安全的药物为主,循序渐进,当这些药物治疗无效时,最终选择免疫抑制剂或生物制剂等疗法。

(1)维生素类药物:这类药物可通过维持上皮细胞的正常发育与功能、维持上皮组织结构的完整性、改善血管功能及提高 cAMP 浓度等起作用。可选用的药物有:维生素 A 2.5 万～5 万U,每日 3 次口服;维生素 B_{12} 500μg 肌内注射,每日 1 次,连续 10 次为 1 疗程;维生素 C 0.2g,每日 3 次口服或维生素 C 2～4g、10％葡萄糖酸钙20mL 加入 5％葡萄糖液 500mL 中静脉滴注,每日 1 次,连续 10～15 次为 1 疗程;维生素 D_2,每次 1 万～2 万 U,每日 3 次口服,该药对进行期及脓疱型银屑病有一定疗效,应用时应同时补钙,并注意长期用药所致肾毒性;维生素 E 50～100mg,每日 3 次口服。

(2)维 A 酸(维甲酸)类药物:该类药物的主要作用机制是通过调节上皮细胞的有丝分裂和更新,调节并抑制上皮细胞分化与增生,使病变皮肤的增生和分化恢复正常等。可选用:①维 A 酸(tretinoin)0.5～1mg/(kg·d),分 2～3 次口服。②异维 A 酸(isotretinoin、泰尔丝、13-顺维 A 酸、保肤灵)10mg,每日 2～3 次口服,一月后改为 10mg,每日 1～2 次口服,6～8 周为 1 疗程,疗程间可停药 8 周。③维胺酯(viaminate、三蕊、维甲酰胺)25～50mg,每日 2～3 次口服。④阿维 A 酯(etretinate、芳香维甲酸、依曲替酯、银屑灵)0.5～1mg/(kg·d),分 2～3 次口服,成人最高限量为 1.5mg/(kg·d)。该药对红皮病型银屑病和脓疱型银屑病有较好疗效,可从 0.25mg/(kg·d)开始,每周递增 0.25mg/kg,直至获得最满意效果,维持量为 0.5～0.27mg/(kg·d),通常在开始治疗后 6～8 周采用。⑤阿维 A(方希)10mg,每日 3 次口服。有推荐该药首选治疗泛发性脓疱病型银屑病和红皮病型银屑病,单独或与其他疗法联合治疗掌跖脓疱病型银屑病或泛发性斑块状银屑病。据资料显示阿维 A 对红皮病型银屑病起效较慢。为了避免阿维 A 起始剂量过大所引起的严重口干、皮肤干燥与瘙痒、甚至加重银屑病病情的不良反应,建议从小剂量开始逐渐增加到常用剂量。

(3)免疫抑制剂:该类药物主要是阻止 DNA 合成,抑制细胞核有丝分裂作用,抑制血管内皮细胞生长因子的生成等,从而阻抑表皮细胞增生过速。该类药物不可作为常规疗效,仅用于经常规疗法治疗无效的顽固性重症型银屑病。可选择的药物有:①甲氨蝶呤(methotrexate、氨甲喋呤,MTX):主要用于红皮病型、关节病型、急性泛发性脓疱病型以及严重影响功能的掌跖与广泛性斑块状银屑病。有认为 MTX 是治疗斑块状银屑病最经济有效的药物,被推荐为关节炎型银屑病治疗的首选药物。该药对红皮病型银屑病起效较慢。甲氨蝶呤治疗方案有每周方案、每日方案和分次剂量方案三种。每周方案为每次 10～25mg 口服,每周 1 次,每周剂量不得超过 50mg,持续使用至达到适当疗效。每日方案为每日 2.5mg 口服,连用 5d 停 2d 后再服,每日剂量不超过 6.25mg。分次剂量方案为每次 2.5mg,每 12h 1 次口服,连用 3 次,或每 8h 1 次口服,连用 4 次,但每周剂量不超过 30mg。甲氨蝶呤也可肌内注射或静脉滴注。以上方案达到最佳疗效(通常为 4～12 周)后,随着皮损改善,逐渐减量至最小剂量(每周 1 次,每次 5～10mg),维持一定时间后可考虑停药。目前也有推荐甲氨蝶呤每周单次或分 3 次口服、肌内注射或静脉滴注。起始量 5～15mg/周;平均剂量 10～15mg/w,用药至皮损改善后逐渐减量,每 4 周减 2.5mg;老年人初始剂量为 2.5～5mg/w(不超过 30mg)。有学者建议甲氨蝶呤 5mg/周比低剂量更合适,而小剂量可能无效。为降低甲氨蝶呤的不良反应可在每周应用 1 次甲氨蝶呤 24 小时后口服叶酸 5mg,之后每日 1 次。②环孢素(ciclosporin、

CyA、环孢素 A)：主要用于其他传统治疗疗效不佳者，对寻常型和关节病型银屑病有效，有推荐其为泛发性脓疱型银屑病和红皮病型银屑病一线用药。环孢素治疗斑块状银屑病的特点是起效快，通常用于短期诱导治疗。该药主要通过抑制 T 细胞及其信号转导物作用于角质形成细胞，但外用治疗难以奏效。该药用法为 $2.5\sim3mg/(kg \cdot d)$，分两次口服，直到取得临床效果再逐渐减量至维持治疗（不超过 1 年），或改用其他药物如维 A 酸类药物替代治疗，以免停药后导致银屑病病情加重。③他克莫司(tacrolimus)：有学者用该药 $0.1mg/(kg \cdot d)$，分两次口服，$1\sim2$ 个月后，改为维持量(减半)治疗经常规治疗无效的重症银屑病病例如顽固性斑块银屑病、脓疱型银屑病和红皮病型银屑病获得明显效果。他克莫司是一种免疫抑制性大环内酯类药，具有较强的免疫抑制作用，可抑制 T 细胞的活化以及 T 辅助细胞依赖型 B 细胞的增生，也可抑制白介素-2、白介素-3 及 γ 干扰素等淋巴因子的生成或白介素-2 受体的表达等，多作为器官移植者用药。该药的不良反应常见的有高血压、震颤、头痛、失眠、肾功能异常、恶心、便秘、高血钙、高血糖与白细胞增多等，对该药或其他大环内酯类药物过敏者和孕妇禁用，对肝肾功能不全、糖尿病、高血钾症、心肌肥大及有震颤、头痛等神经性毒性表现者慎用。

（4）生物制剂：随着针对银屑病免疫学发病机制的治疗研究，国内外已有些生物制剂用于临床并获得较好效果。目前，国内外用于治疗银屑病的生物制剂主要分为四大类：肿瘤坏死因子-α(TNF-α)拮抗剂、白细胞介素 12/23(IL-12/23)拮抗剂、IL-17A 拮抗剂和 IL-23 拮抗剂。目前国内可应用于临床的 TNF-α 拮抗剂主要包括英夫利昔单抗(infliximab)、依那西普(etanercept)与阿达木单抗(adalimumab)，通常，阿达木单抗常用量为起始量 80mg，第 2 周 40mg，之后每 2 周注射一次 40mg 维持治疗；依那西普(益赛普)为 50mg，皮下注射，每周 2 次，维持 12 周，之后每周注射 1 次 50mg 维持治疗；英夫利昔单抗用量为 5mg/kg，分别于第 0、2、6 周注射 1 次，之后每 8 周注射 1 次。另外，抗 IL-12/23 单克隆抗体乌斯奴单抗(ustekinumab)也可用于治疗银屑病；IL-17A 拮抗剂主要包括苏金单抗(secukinumab)，常用量为 300mg，分别于第 0、1、2、3 周注射 1 次，之后每 4 周注射一次维持治疗；IL-23 拮抗剂主要包括古赛奇尤单抗(Guselkumab)、替拉珠单抗(Tildrakizumab)和瑞莎珠单抗(Risankizumab)，古赛奇尤单抗常用量为 100mg，分别于第 0、4 周注射 1 次，之后每 8 周注射一次维持治疗；替拉珠单抗常用量为 100mg，分别于第 0、4 周注射 1 次，之后每 12 周注射一次维持治疗；瑞莎珠单抗常用量为 150mg，分别于第 0、4 周注射 1 次，之后每 12 周注射一次维持治疗。对于关节病型银屑病，有研究显示，英夫利昔单抗、依那西普、阿达木单抗、苏金单抗、古赛奇尤单抗、替拉珠单抗和瑞莎珠单抗对其关节症状和皮疹都有效，且能阻止影像学破坏进展，但依那西普对皮疹疗效相对较差。有学者建议，如果关节病型银屑病活动度达中度和/或伴功能损害及影响生活质量的疾病活动性证据时，应考虑使用生物制剂。对某些特殊情况的关节病型银屑病患者，生物制剂可考虑作为一线治疗药物。

尽管生物制剂是治疗某些银屑病，尤其是中重度银屑病较理想的药物，但这些制剂临床实用经验尚少，其长期的疗效以及安全性需要进一步观察。此外，在使用中需要评估生物制剂可能带来的不良反应，所有的生物制剂均在一定程度上会抑制正常的免疫反应，其中，使用 TNF-α 拮抗剂可能会继发严重的感染、脱髓鞘疾病或淋巴瘤等恶性肿瘤的风险；使用 IL-17A 拮抗剂同样有增加严重感染和恶性肿瘤的风险；而 IL-23 拮抗剂没有增加严重感染或恶性肿瘤的发生风险，最常见的不良反应为上呼吸道感染和注射部位的局部反应。综上所述，在选用生物制剂治疗银屑病时要权衡利弊，仔细评估禁忌征并权衡收益/风险/成本比。

（5）糖皮质激素：主要用于重症型银屑病如脓疱型银屑病、关节病型银屑病和红皮病型银屑病，在上述内用药物治疗无效时可考虑慎用。可选择泼尼松，每日 40～60mg，分 3 次口服，待病期好转后逐渐减量，至最小剂量维持治疗并停用，不推荐长期应用。有学者认为小剂量糖皮质激素可缓解患者症状，并在用免疫抑制剂起效前起"桥梁"作用。

（6）抗生素类药物：主要用于有细菌等感染诱因的银屑病患者，尤其是急性点滴状银屑病患者，可选用青霉素、头孢菌素类、红霉素或阿奇霉素等抗细菌类抗生素口服与注射。

对脓疱型银屑病可选用甲砜霉素（认为是治疗脓疱型银屑病首选药物之一）每次 0.25g，每日 4 次口服，可加到每次 0.5g，每日 3 次口服，或每次 0.4g 肌内注射，每日 2 次。甲砜霉素是一种合成的广谱抗菌药，属于氯霉素类抗生素。该药还具有较强的免疫抑制作用，可抑制免疫球蛋白合成和抗体的生成。该药的不良反应主要有贫血、白细胞与血小板减少、恶心、呕吐、食欲减退、皮疹与周围神经炎等。对该药过敏者、妊娠与哺乳期妇女、新生儿与早产儿禁用，肝肾功能异常及功能不全者或年老体弱者慎用。

（7）中成药：可通过抗炎、免疫抑制、免疫增强与改善微循环等作用治疗银屑病。可选择的药物有：①雷公藤多甙 10～20mg，每日 3 次口服。该药具有抗炎止痛以及免疫抑制双重效应，能缓解关节肿痛，多用于治疗关节病型银屑病。②白芍总苷（帕夫林）0.6g，每日 3 次口服。该药具有止痛和免疫调节作用，可用于关节病性银屑病或斑块状银屑病的治疗。③复方丹参片 2 片，每日 3 次口服，或丹参注射液 8～16mL 加入 5% 葡萄糖液或低分子右旋糖酐 500mL 中静脉滴注，每日 1 次，连续 15～20 次为 1 疗程。④脉络宁注射液 20mL 加入 5%～20% 葡萄糖 500mL 中静脉滴注，每日 1 次，15～20 次为 1 疗程。⑤其他可选昆明山海棠、复发青黛丸、郁金银屑片或消银颗粒等口服。

（8）其他：可选用：①氨茶碱 0.1～0.2g，每日 3 次口服；或氨茶碱 0.5～1g，维生素 C 2～3g，加入 5%～10% 葡萄糖液 500mL 中静脉滴注，每日 1 次，10 次为 1 疗程。该药治疗银屑病的作用机制是抑制磷酸二酯酶，使 cAMP 的水解速度减慢，升高组织中 cAMP/cGMP 比值。该药的不良反应有恶心、呕吐、胃部不适，也可有头痛、烦躁、易激动，少数有过敏反应，静脉给予浓度过高或过快时有心律失常、心率增快、肌肉颤动或癫痫。该药禁用于严重心脏疾病与活动性消化道溃疡等，慎用于高血压、心肺疾病、甲亢、肝肾损害、儿童、孕妇及哺乳期妇女。②普鲁卡因 50mg，维生素 C 100mg 与生理盐水 20mL 混合后缓慢静脉注射，每日 1 次，连续 10～15 次为 1 疗程；或普鲁卡因 0.45g（或 4～6mg/kg）、维生素 C 2～3g 加入生理盐水 500mL 中缓慢静脉滴注，每日 1 次，连续 10～15 次为 1 疗程。该药治疗银屑病的主要作用机制可能是通过其镇静作用消除紧张等情绪以及促进组织新陈代谢、改善血液循环、恢复组织的正常功能活动等，有资料表明该药具有免疫调节作用。该药的禁忌证有严重肝肾疾病、发热及普鲁卡因皮试过敏者。③柳氮磺胺吡啶（sulfasalazine）500mg，每日 3 次口服，3d 后 1g，每日 3 次口服，6 周后 1g，每日 4 次口服，持续 8 周为 1 疗程。该药是水杨酸与磺胺吡啶的偶氮化合物，具有抗菌、抗炎和免疫抑制作用。该药适用于治疗关节病型银屑病，减轻关节疼痛、肿胀与晨僵，但也有报道该药对关节病型银屑病的这些症状无效。该药物的不良反应有发热、皮疹、白细胞减少、血小板减少、恶心、呕吐、腹部不适、结晶尿、血尿与男性精子数量减少等。对水杨酸盐与磺胺类药过敏者、妊娠及哺乳期妇女及 2 岁以下小儿禁用，慎用于血小板减少、白细胞减少或肝肾功能损害等。④氨苯砜（DDS），每日 100～150mg，分 2～3 次口服。该药治疗本病可能与其免疫抑制作用有关，可用于脓疱型银屑病治疗。⑤氯苯那敏等抗组胺类药。这类药物对进行期或瘙痒症状明显者可考虑应用。⑥阿普斯特(apremilast)是一种治疗银屑病和银屑病性关节炎的新型口服制剂。⑦复方甘草酸苷片,每次50mg,每日3次口服。

3.外用药物治疗 对一些损害面积较小且数目较少的病例,单一外用药治疗就足以达到控制病情,但对大面积损害外用药时应注意药物的浓度与每次使用的剂量,以免因大量药物经皮吸收而引起毒性作用。因此,在大面积损害外用药时应分批小片进行。同时应注意外用药物浓度由低到高逐渐增大。治疗银屑病的外用药物较多,可根据病情选择。

(1)焦油制剂:常用的有2%～10%煤焦油、松馏油、糠馏油与黑豆馏油软膏,每日1～2次外涂。该制剂因含有氮蒽化物,外涂能增加皮肤对日光或紫外线的敏感性,故该制剂除了单独外涂外,还可外涂后洗浴,或用植物油除去多余的焦油制剂,然后进行紫外线照射,此称为Goeckerman疗法。该制剂若大面积使用,药物经皮吸收后可引起胃肠功能障碍及肾中毒病变,易发生毛囊炎。焦油类药物主要是通过抑制表皮细胞的有丝分裂和DNA的合成达到治疗作用。有动物试验表明焦油制剂局部使用诱发皮肤癌的风险增加,但临床上还没有确切证据证明该制剂诱发皮肤癌。

(2)水杨酸:常用3%～10%软膏制剂外涂,每日1～2次。该药具有降低角质层的pH值,提高水合作用与软化作用,以及溶解细胞间胶质结构减少角质层细胞黏附。主要用于斑块状银屑病损害。对小片较厚银屑病皮损可用5%～10%软膏剂封包。

(3)硫磺:可用2%～5%硫磺软膏或霜剂外涂,每日1～2次。该药主要通过抑制表皮角质形成细胞的过度增殖等作用起效,用于小片斑块状银屑病损害。

(4)蒽林(anthralin、地蒽酚、dithranol):可用0.1%～1%软膏、糊剂或霜剂。使用方法有3种:一是先用焦油浴10min,待干后照紫外线,然后再涂0.1%～0.4%蒽林糊剂(从低浓度开始),8～24h后清除,此称为Ingram疗法或24h疗法;二是高浓度短期疗法,即每日外涂1%蒽林软膏与水杨酸软膏,1h后用肥皂水洗去,再涂以润肤剂;三是联合疗法,外涂1%～3%蒽林软膏后5～10min再常规照射UVB,或外涂蒽林软膏后加PUVA疗法或加维A酸疗法等。蒽林为合成的焦油衍生物,其主要作用包括抗上皮细胞增生,诱导上皮细胞分化及抗炎作用。该药的不良反应主要是对皮肤有刺激性,可引起红肿与灼热,可导致皮肤、毛发与指/趾甲染色,全身皮肤吸收可引起呕吐、腹泻与肾毒性,大剂量应用可引起肝、肠道及神经系统中毒反应。

(5)喜树碱:用于斑块状银屑病。可用10%～15%软膏或溶液外涂,每日1次。该药的作用机制是通过抑制细胞的有丝分裂,使表皮细胞周期恢复正常。该药主要不良反应是对皮肤刺激引起疼痛、炎症反应与色素沉着。

(6)维A酸:可用0.025%～0.1%软膏、霜剂、凝胶剂。主要用于斑块状或局限性脓疱型银屑病损害。常用的有迪维霜、炔维(他扎罗汀)等外涂,每日1次。该制剂有抑制角质形成细胞增生,促进其分化及抗炎等作用,其不良反应主要是对皮肤的刺激性,引起皮肤红肿等炎症反应,故应用时应从低浓度开始。

(7)糖皮质激素:可选择其软膏、霜剂或硬膏制剂外涂或贴敷。主要用于斑块状、点滴状或局限性脓疱型银屑病。该类药物也可与其他外用药物联合或交替使用。顽固性肥厚或苔藓化损害也可损害内注射,但使用面积不应过大。该药应避免长期反复应用。其不良反应有色素沉着、多毛、毛细血管扩张、皮肤萎缩以及继发细菌或真菌感染等。

（8）吡硫翁锌气雾剂（pyrithione zinc aerosol，适今可）：每日 2～3 次喷洒于病变部位。该药使用方便，起效迅速，对头部银屑病或斑块状银屑病损害效果较好，是目前较理想的外用药。该药的作用机制可能是活化的吡硫翁锌能使活性元素 Zn 作用于目标细胞——表皮细胞和引发炎症的淋巴细胞，进而对细胞内的锌依赖性转录因子和酶起调节作用，从而调节表皮细胞的增殖过程和抑制炎症反应，达到治疗银屑病的目的。吡硫翁锌气雾剂的不良反应少而轻微，主要表现在用药局部皮肤干燥与轻度瘙痒。

（9）他卡西醇软膏（tacalcitol ointment）：又名萌尔夫，其主要作用是通过抑制 DNA 合成及抑制细胞增殖来抑制表皮细胞的过度增生。该药刺激性小，可用于斑块状、点滴状或反向银屑病。

（10）达力士与得肤宝：达力士又名卡泊三醇（calcipotriol）或钙泊三醇。该药主要用于斑块状银屑病损害。该制剂有擦剂和软膏两种剂型，早晚各 1 次外擦或涂。擦剂每周用量不超过 60mL（50μg/mL），软膏每周使用量不超过 100g（50μg/mL），起效后可减少用药次数。通常 6 周为 1 疗程。该药是维生素 D 的衍生物，其药效学性质与维生素 D_3 活性代谢产物骨化三醇相似，能抑制皮肤角质形成细胞的过度增生并诱导其分化。该药的不良反应有灼热感、瘙痒、红斑、光敏反应与皮肤萎缩等，也可能使原有损害加重，孕妇慎用。对本品过敏者或钙代谢失调者禁用。此外，大面积长期应用该药时应预防钙吸收导致高钙血症。

得肤宝又名钙泊三醇倍他米松软膏（calcipotriol betamethasone ointment）。该药适用于稳定性斑块状银屑病，用法为每天涂药 1 次，每天最大剂量不超过 15g，每 4 周为 1 疗程，每疗程最大剂量不超过 100g，治疗面积不超过体表面积的 30%。该药的不良反应有致皮肤瘙痒、皮肤烧灼感与疼痛，少见的不良反应有致皮肤红斑、银屑病加重、毛囊炎以及应用部位皮肤色素沉着，罕见的不良反应可致脓疱型银屑病。由于该药成分中含有强效激素，故应避免大面积和长期用药。对本品过敏者、18 岁以下青少年及儿童禁用，孕妇慎用。

4. 物理治疗　银屑病的物理治疗有光疗，包括紫外线照射如 UVA/UVB、日光浴、308nm 准分子光、光化学疗法、光动力疗法与光量子疗法，以及矿泉浴、药物浴等多种疗法，其中紫外线照射和/或日光浴不适合用于银屑病夏季加重型者，也不宜用于进行期患者。对某些患者用含硫矿泉浴是一种值得采用的疗法。物理疗法可单独使用，但多采用联合治疗如与内用药物或外用药物等联合。

窄谱 UVB 是目前治疗银屑病的主要物理疗法之一，其主要作用机制是抑制 Th1 细胞，调节 Th1/Th2 的平衡，诱导淋巴细胞凋亡，减少炎性细胞因子分泌，诱导真皮浅层 Langerhans 细胞凋亡，促进 Langerhans 细胞向周围淋巴结迁移；促进角质形成细胞骨化三醇的合成，抑制角质形成细胞的增殖和分化；抑制肥大细胞脱颗粒释放组胺，从而减轻皮肤炎症等。目前公认的观点是作用于淋巴细胞来发挥其治疗作用，通过引起淋巴细胞凋亡，减少炎性细胞因子 IL-1a、IL-2、IL-5 和 IL-6 的分泌，促进抗炎因子 IL-10 的合成。窄谱 UVB 主要用来治疗寻常型银屑病和顽固或频繁发作的局限性脓疱病型银屑病。该疗法的有效性与后述 PUVA 的早期阶段相同，但缓解期较短。有资料显示，该疗法治疗中重度寻常型银屑病，每周照射 3～4 次，有效率可达 80% 左右。窄谱 UVB 可单独使用或与其他疗法联合应用。

光化学疗法（photochemotherapy），即补骨脂素长波紫外线疗法（PUVA），是内服 8-甲氧基补骨脂素（8-MOP，甲氧沙林）后再用长波紫外线照射来治疗银屑病的一种疗法。该疗法主要用于治疗中重度银屑病，包括泛发性斑块状、红皮病型银屑病或脓疱病型银屑病，但目前已少用。甲氧沙林是一种光敏剂,与表皮细胞结合后可被波长为320~400nm的长波紫外线(UVA)激活,并在UVA的作用下,与表皮细胞DNA上的胸腺嘧啶发生光化学反应,产生光毒反应,使表皮细胞DNA合成及有丝分裂受到抑制,减缓表皮细胞更新速度,从而发挥治疗银屑病的作用。尽管该疗法有30余年的临床应用经验,且可能对某些患者有较好的疗效,但坚持尽可能不用,其原因主要基于药物和UVA两个方面:一是甲氧沙林对人体的不良反应如恶心、呕吐、头痛、精神抑制、白细胞减少以及中毒性肝炎等。二是UVA长期照射可引起皮肤红肿、水疱、疼痛、干燥、脱屑、瘙痒、色素沉着以及皮肤早期老化症状,可出现白内障,也可能发生黑素瘤或皮肤癌。该疗法的禁忌证是12岁以下儿童、年老体弱者、妊娠妇女、严重肝病、白内障或其他晶体疾病、光敏感疾病(如红斑狼疮、皮肌炎、卟啉病、多形红斑日光疹、着色性干皮病等)、严重心血管疾病、白化病、有皮肤癌病史、新近接受放射线或细胞毒或砷剂治疗者。该疗法慎用于有光敏感家族病史、胃肠疾病及近期有焦油加UVB治疗者。

308nm准分子光照射。该准分子光属中波紫外线范畴,其能量比普通NB-UVB高出10余倍。对斑块型或某些小片局限性顽固寻常型银屑病或掌跖脓疱型银屑病有较好效果,对大面积损害不适宜选择。

5.其他疗法　传统中医药治疗对某些病例能起到较好效果,建议在中医师指导下应用。血液灌流治疗可辅助用于严重患者。

总之,银屑病的治疗过程是一个十分复杂的过程。在这一过程中,应根据患者病情的具体情况,掌握治疗原则,有序合理使用内外用药物等治疗方法。对银屑病的治疗要加强整体性、个体化和药物安全性的重视。

治疗银屑病的选择是:

(1)寻常型银屑病,需根据症状严重程度选择治疗方法,对于轻度银屑病以外用药物治疗为主,首选药物为凡士林或尿素脂,主要目的润滑皮肤。斑块状银屑病可外涂糖皮质激素类或维生素D_3衍生物类软膏;静止期与消退期损害选用水杨酸软膏、维A酸霜或润肤剂外涂,顽固局限性病变可用UVB或308nm准分子光照射治疗。对于中重度寻常型银屑病,可选择免疫抑制剂或阿维A治疗,如果症状无明显疗效,可选择生物制剂治疗。

(2)红皮病型银屑病,红肿等症状严重者内用药物首选糖皮质激素,待急性炎性减退后逐渐减量至停药,其次为免疫抑制剂如环孢素或MTX等,严重者可用生物制剂。外用药物以涂凡士林等润滑皮肤为主。

(3)脓疱型银屑病,内用药物选择依次为甲砜霉素、氨苯砜、阿维A、MTX或环孢素。外用药物以凡士林等外涂润滑皮肤为主,可选强效糖皮质激素或维A酸类药物。局限性损害可用UVB或308nm准分子光照射。

(4)关节病型银屑病,内用药物首选甲氨蝶呤或柳氮磺胺吡啶,其次为糖皮质激素或中成药雷公藤多甙,有关节疼痛等症状者用吲哚美辛等非甾体类抗炎药。当这些治疗无效时再酌情应用生物制剂。外用药物按寻常型银屑病。此外,欧洲抗风湿病联盟(EULAR)于2011年制定了药物治疗关节炎型银屑病10项建议,在此列出供参考:①非甾体抗炎药(NSAIDs)可用于缓解骨骼肌肉症状和体征。②活动性患者(尤其是合并多关节肿胀、结构破坏、高ESR/C反应蛋白和/或有临床相关的关节外表现)者应考虑早期使用改善病情的抗风湿药物(DMARDs)如甲氨蝶呤、柳氮磺胺吡啶或来氟米特。③活动性患者合并有临床相关的银屑病损害者,应优先考虑使用可改善银屑病损害的DMARDs如甲氨蝶呤。④局部注射糖皮质激素可作为关节病型银屑病的辅助治疗手段,全身使用糖皮质激素应以最低有效剂量,且需谨慎。⑤对关节病变活动且对至少 1 种 DMARDs 如甲氨蝶呤治疗反应差者,可开始使用生物制剂。⑥有活动性附着点炎和/或指/趾炎患者,如果对 NSAIDs 或局部注射激素治疗反应差,可考虑使用生物制剂。⑦以活动性中轴关节病变为主,且对 NSAIDs 治疗反应差的患者,应考虑使用生物制剂。⑧对于病情活动度高且未使用过传统 DMARDs 的患者,尤其是合并多关节肿胀、结构破坏和/或有临床相关的关节外表现,以及皮肤广泛受累者,可考虑首先使用生物制剂。⑨一种生物制剂治疗失败的患者,可考虑换用其他生物制剂。⑩应根据疾病活动度、伴随疾病和安全性等因素调整治疗方案。

此外,对一些特殊部位或特殊人群的银屑病治疗可作如下选择:①头部银屑病,大片损害外用吡硫翁锌气雾剂;小片或点滴状损害短期外用激素类软膏。严重者选内用药物治疗。②银屑病甲,病变较厚者可用 5% 水杨酸软膏或尿素软膏封包,待软化变薄后再用激素软膏或维生素 D_3 衍生物外涂或包,顽固性损害可用 UVB 或 308nm 准分子光照射。③龟头等外阴部银屑病,可先选低、中效激素软膏外涂,待损害消退后外涂润滑剂。无效时可选他卡西醇软膏或 0.03% 他克莫司软膏或吡美莫司乳膏外涂。④孕妇和哺乳期银屑病,为了胎儿或婴幼儿的安全,建议在孕期和哺乳期不用内用药物治疗,待产后或哺乳期结束后再根据病情选择治疗。除非特殊情况,孕妇或哺乳期银屑病应尽可能避免应用阿维 A 或免疫抑制剂等内用药物。外用药物主要为皮肤润滑剂,小片损害可外涂激素软膏或 308nm 准分子光照射。尽管有资料表明环孢素和 UVB 对孕妇或哺乳期是安全的二线疗法、英夫利昔单抗和依那西普治疗孕妇银屑病对胎儿无影响,但仍建议慎重选择。⑤儿童银屑病,要考虑药物等疗法对儿童生长发育的影响,建议首选维生素类药、中成药,有感染者选择抗生素。严重型银屑病内用药物选择同成人。

第二节　副银屑病

副银屑病,又称为类银屑病,是一组病因不明的以红斑、丘疹、斑块及鳞屑为特征的皮肤病。

本病病因不明。感染(细小病毒、Ⅱ型单纯疱疹病毒、水痘带状疱疹病毒、EB 病毒、溶血性链球菌和弓形虫等)与机体免疫失衡可能是本病重要的诱发因素。

一、诊断

本病最初被分为苔藓样糠疹和斑块状副银屑病两型,后有学者将其分为点滴型、斑块型、苔藓样型和痘疮样型四型。鉴于有学者认为苔藓样型和痘疮样型实际上是同一类型,故本节仍将其分为急性痘疮样苔藓样糠疹、点滴状副银屑病和斑块状副银屑病三型。

(一)急性痘疮样苔藓样糠疹(pityiasis lichenoides et varioliformis acuta)

又称为痘疮样副银屑病、急性点滴状副银屑病、急性苔藓样糠疹、Habermann 病或 MuchaHabermann 病。关于本病的归属,目前有认为该病不属于副银屑病,与银屑病也无关联,而是一种独立的疾病。鉴于本病的发生机制,有倾向认为该病可能是由于感染引起的超敏反应,是一种免疫复合物疾病;也有认为是淋巴细胞增生或血管炎性疾病,或可能是一种克隆性 T 细胞增生性疾病。

本病多见于儿童与青年男性。病变常突然发生于躯干和上肢等部位。国内李东霞报道一例以面部为首发部位者。病变于掌跖部很少发生，不发生于黏膜。损害为红色、淡红色、暗红色或棕红色粟粒至黄豆大小不等丘疹、丘疱疹与斑疹，覆少量黏着性鳞屑，可见有水疱或脓疱，易坏死、出血与结痂。愈后遗留萎缩性瘢痕或痘疮样疤痕与色素沉着等。损害可不断消退与发生。病程呈急性、亚急性或慢性过程。一般无瘙痒等自觉症状。但若损害严重者并伴有细菌感染时，可有全身浅表淋巴结肿大与发热等全身症状。本病通常经数月或数年内自愈。

急性痘疮样苔藓样糠疹的诊断主要依据发病年龄、病变分布与损害特征和无自觉症状以及组织病理为血管炎表现等。有研究指出，基底细胞的液化变性（从灶状到广泛不等）和真皮内血管周围炎是诊断本病的必要条件，而角质层内中性粒细胞聚集在其诊断与鉴别诊断中具有重要的参考意义。界面皮炎伴红细胞移入表皮提示苔藓样糠疹的诊断，界面皮炎伴角质层内中性粒细胞脓肿提示本病诊断。

本病应与虫咬皮炎、多形红斑、玫瑰糠疹、点滴状银屑病、丘疹坏死性皮肤结核、水痘、淋巴瘤样丘疹病、二期梅毒和变应性血管炎等病鉴别，对病程较长和老年患者还应排除急性髓系白血病。

（二）点滴状副银屑病（parapsoriasis guttata）

又称为慢性苔藓样糠疹（pityriasis lichenoides chronica）。本病多见于青壮年男性。病变主要发生于躯干两侧、股部和上臂，尤以屈部为多见。本病一般不发生于面部、掌跖部与黏膜部位。损害为红色、暗红色、淡红色或褐色粟粒至黄豆大小不等丘疹或斑丘疹，散在或密集分布，但互不融合。损害上覆少量鳞屑，不易剥除，强力剥除鳞屑后无银屑病的点状出血现象。一般无瘙痒等自觉症状。损害经数周或数月后可减轻或自行消退，消退后可遗留暂时性色素减退或脱失斑，但可有新损害发生。本病多数经数月或数年后可自愈。

点滴状副银屑病的诊断主要依据病变发生部位、损害特征与无自觉症状。

本病应与银屑病、二期梅毒、玫瑰糠疹或扁平苔藓等病鉴别。

（三）斑块状副银屑病（parapsoriasis en plaques）

本病好发于中年男性，又分为小斑块状和大斑块状两型。前者又称为慢性浅表性皮炎、良性型斑块状副银屑病、指状副银屑病或持久性黄色红皮症；后者又称为皮肤异色病样副银屑病、萎缩性副银屑病、杂色性副银屑病或蕈样前期副银屑病。

1. 小斑块状副银屑病　病变主要发生于躯干和四肢近端。损害为散在分布的直径 1～5cm 大小不等圆形或椭圆形斑块，覆少量鳞屑。颜色为红色、淡红色、棕色、色素减退或有时呈黄红色。可有轻度瘙痒或无自觉症状。病程慢性，常持续数年甚至数十年，但不会发展成淋巴瘤。组织病理学为非特异性变化，无诊断价值。

2. 大斑块状副银屑病　病变主要发生于躯干和四肢近端，有的常见于乳房、腋窝、臀部以及皮肤皱褶处。损害为散在直径 5～15cm 大小不等斑块，呈圆形或不规则形，边界清楚。颜色为红色、淡红色或红褐色不等。损害表面覆有少量细小鳞屑。自觉症状有不同程度瘙痒，少数也可无明显自觉症状。有些损害可呈网状，还可见有色素沉着、毛细血管扩张与表皮萎缩等皮肤异色病样特征。病程慢性，可持续数年或数十年，部分患者可能最终发展为 T 细胞淋巴瘤如蕈样肉芽肿，此时组织病理学检查等有诊断价值。

斑块状副银屑病的诊断主要依据临床表现特征，有发展成肿瘤时组织病理学检查有助确诊。

本病应与血管萎缩性皮肤异色病或银屑病等病鉴别。

二、治疗

目前对本病尚无有效疗法。鉴于某些病例可自愈，主要采用对症性治疗，对大斑块状副银屑病应注意随访，一旦发生肿瘤病变时应进行相应治疗。

（一）一般治疗

尽可能寻找诱发因素如感染等，并予以治疗。此外，患者应加强营养，避免辛辣等刺激性食物。注意适当休息，避免疲劳与精神紧张等。避免过度热水肥皂烫洗损害。

（二）内用药物治疗

可试用抗细菌药物如红霉素或青霉素等，通常治疗疗程为 7～10d。其他内用药物可选择维生素 A、维生素 D_2、维生素 E、维生素 B_{12}、维生素 C 以及免疫增强剂等。有瘙痒者可用氯苯那敏等抗组胺药。有的病例也可用复方甘草酸苷口服。对顽固性急性痘疮样苔藓样糠疹患者的治疗可依次选择①四环素或多西环素口服。②维 A 酸口服。③羟氯喹 0.2g，每日 2 次口服。④秋水仙碱 0.5mg 每日 2 次口服。⑤氨苯砜 100～150mg/d 口服。⑥沙利度胺 25～50mg，每日 3 次口服。⑦糖皮质激素如泼尼松 30～40mg/d 口服。⑧甲氨蝶呤 2.5～7.5mg，每日 2 次口服，每周 1 次，连续 3 次。此外，有用干扰素治疗顽固性病例者。

（三）局部治疗

外用药物可选用 3％～5％水杨酸软膏、尿素脂等润滑剂，维 A 酸霜或软膏、糖皮质激素霜或软膏等均可应用。坏死结痂性损害可外涂抗细菌药物软膏。物理疗法可选用天然或人工光或 UVB 照射，也可选用 PUVA 等治疗。

第三节 红斑性疾病

一、多形红斑

多形红斑，又称为渗出性多形红斑，是一种以皮肤黏膜红斑等损害为主要特征的炎症性疾病。

本病的病因尚不十分清楚，可能与多种因素有关，涉及药物，病毒（单纯疱疹病毒、EB 病毒、丙肝病毒、流感病毒）、细菌、真菌（念珠菌、组织胞浆菌）、肺炎支原体或原虫等感染，寒冷、日光、放射线等刺激，食物，接触物，妇女妊娠与月经期，免疫，结缔组织疾病和/或肿瘤等。

（一）诊断

本病好发于夏秋季。可发生于任何年龄男女性，以青年人多见。皮肤病变常见于手足部与四肢，其次为躯干部，严重者可发生于全身各部皮肤。黏膜病变常见于口腔黏膜或腔孔部位与皮肤交界处，如唇、眼、鼻、外生殖器（尿道口、阴道口）及肛门。病变常程对称性分布。典型损害初发为小片红斑或丘疹，并逐渐呈离心性扩大至直径达 1～2cm 或更大圆形或椭圆形的水肿性红斑，该红斑中央部平或微凹陷，呈暗红色或紫红色，有的可见水疱或瘀斑点，也可见有大疱或血疱，边缘高起呈淡红色，周围绕以红晕，形成典型的靶状或虹膜状损害，尤在掌跖部最易见到,为本病特征性病变。损害数目一般为数个或十余个,泛发全身者有数十个或百余个。自觉症状可有轻度瘙痒或灼热胀痛感,损害可因摩擦形成糜烂或溃疡,发生于黏膜部位的损害可有疼痛。此外,有的损害不典型仅在红斑的基础上出现水疱或大疱。有的损害呈荨麻疹样风团和斑块,可形成环状但无虹膜状损害,也无大疱发生,病变对称性,可局限也可泛发全身,无黏膜受累,自觉症状瘙痒明显,称之为荨麻疹性多形红斑(urticarial erythema multiforme),其与真正的荨麻疹鉴别在于损害持续数天。荨麻疹性多形红斑常与应用抗细菌抗生素有关,肥大细胞产物在其病变的发生中可能起重要作用,组织病理学表现主要为真皮水肿并嗜酸粒细胞浸润。

在临床上,可根据损害数目多少、损害程度以及全身症状的轻重将本病分为轻型多形红斑与重型多形红斑或重型渗出型多形红斑。前者损害数目少,无糜烂或仅有轻度糜烂以及发热等全身症状轻微;后者损害数目多,广泛,多有腔孔部位病变,有明显大片糜烂或溃疡以及发热、头痛及关节痛等全身症状严重,也可继发细菌感染并发败血症、支气管炎、消化道出血、心肌炎或肝肾功能衰竭等而死亡。

多形红斑的诊断主要依据损害好发部位以及靶状损害等特征,在病因学上由药物引起者则归入药物性皮炎中。

本病应与红斑狼疮的皮肤病变、Stevens-John-son综合征型药疹、固定性药疹、离心性环状红斑、寻常天疱疮或疱疹样皮炎等病鉴别。

(二)治疗

1.一般治疗　去除可疑病因。避免辛辣等刺激性食物,尤口腔有病变者。禁用热水烫洗与搔抓等。重型多形红斑应卧床休息。注意皮肤清洁卫生。加强营养,给予高蛋白饮食,注意水与电解质平衡。加强护理,预防继发细菌感染等,积极治疗并发症。

2.内用药物治疗

(1)抗组胺药物:可选择氯苯那敏等口服。

(2)维生素C与钙剂:对多发性病变者可用维生素C口服或维生素C 2～3g、10%葡萄糖酸钙20mL加入5%葡萄糖液500mL中静脉滴注,每日1次,连用5～10次。

(3)糖皮质激素:用于非病毒等感染性重型患者,可选择地塞米松7.5～10mg加入5%葡萄糖液250～500mL中静脉滴注,或甲基泼尼松龙40～80mg加入5%葡萄糖液250～500mL中静脉滴注,每日1次致病情好转后迅速减量停用。

(4)抗生素:有继发细菌感染或大面积糜烂与溃疡者,为预防细菌感染可适当选用抗细菌药物。

除上述内用药物外,对顽固性病变,可考虑用胸腺素等免疫增强剂以及沙利度胺或秋水仙碱等药物治疗。其他可选择的药物有羟氯喹、氨苯砜、环孢素、硫唑嘌呤或免疫球蛋白等。

3.局部治疗　按湿疹或皮炎选择外用药:如急性期无糜烂损害可外涂炉甘石洗剂,或生理盐水湿敷,有糜烂与溃疡者用生理盐水或3%硼酸溶液湿敷,有继发细菌感染者用庆大霉素40万U加入生理盐水500mL中混合,清洗后湿敷;亚急性期无糜烂者可用泼尼松冷霜等糖皮质激素可软膏外涂,有糜烂结痂者用抗细菌药物软膏外涂,对溃疡损害可照射氦氖激光。

二、图形红斑

图形红斑是一组以环状或回状等损害为特征的红斑性皮肤病,包括离心性环状红斑与匐形性回状红斑等。

（一）诊断

1. 离心性环状红斑（erythema annulare centrifugum）　本病的病因不明，可能与感染、食物、药物、昆虫叮咬、内在疾病或肿瘤有关。

病变主要发生于躯干和四肢，以臀部、股部与上臂最常见。损害可单发或多发，开始为轻度水肿性红斑，逐渐向周围呈环状扩大，直径达数厘米至十厘米以上。有的损害并非典型环状，而呈半环状、弧形或花瓣状。数周后损害可消退，但中央部又发生新的损害，可见到同心圆或靶状损害。有的红斑上有少量鳞屑，有的可见有毛细血管扩张或瘀点。本病通常无瘙痒等自觉症状，极少数患者可有轻度瘙痒。病程经过慢性，可持续数周、数月甚至数年。

离心性环状红斑的诊断主要依据损害呈离心性扩大、呈环状或弧状等轻度水肿性红斑和无明显自觉症状。本病应与体癣、股癣、多形红斑、玫瑰糠疹、环状肉芽肿、麻风病、二期梅毒或结节病等病鉴别。

2. 匐行性回状红斑（erythema gyratum repens）　本病的病因不明。多数学者认为本病与肿瘤如乳腺癌、卵巢癌、子宫癌、鼻咽癌及肺癌等有关。

病变好发于躯干部与四肢，可遍及全身皮肤。损害初起为丘疹或红斑，逐渐增大形成环状与多环状，并相互连接成波浪状、木纹或同心圆状。红斑呈红色、暗红色或紫红色，可略高起，表面可覆有少量鳞屑，消退后常遗留暂时性色素沉着。瘙痒是本病的主要自觉症状，可轻微也可剧烈。外周血嗜酸粒细胞有增多。

匐行性回状红斑的诊断主要依据其损害特征与瘙痒。

3. 风湿性环状红斑（erythema annulare rheumaticum）　本病又称为风湿性游走性红斑，是发生于风湿热患者、尤多见于风湿性心脏病患儿的一种皮肤病。

病变好发于躯干，以腹部多见，其次为四肢。损害为环状或弧状淡红色或暗红色斑，边缘可隆起。损害常为多发，可相互融合形成多环状损害，经数小时或数天后损害可消退，但可在他处发生类似损害，持续数周或数月。损害通常无瘙痒等自觉症状。

风湿性环状红斑的诊断主要依据其损害特征。

（二）治疗

积极寻找可能的诱发因素并去除是重要的治疗措施。匐行性回状红斑当去除肿瘤后损害可消退。

离心性环状红斑内用药物可选氯苯那敏抗组胺药、维生素 C、钙制剂、羟氯喹、氨苯砜治疗，严重者用糖皮质激素等。局部可涂炉甘石洗剂或糖皮质激素软膏等。匐行性回状红斑内用药物可选氯苯那敏等抗组胺药。局部可用糖皮质激素软膏外涂。风湿性环状红斑主要是抗风湿内用药物治疗如水杨酸盐类、非甾体抗炎药等，可并用青霉素等抗生素治疗。

三、掌红斑

掌红斑是某些皮肤病或内在疾病的一种症状，并非一种疾病。该红斑可见于湿疹、银屑病、毛发红糠疹等皮肤病与风湿性关节炎、肝硬化等肝病以及妊娠等，其他可见于手足多汗或掌跖角化病。

（一）诊断

病变主要发生于手掌尤大小鱼际处，也可见于跖部或掌跖同时发生，可蔓延至指/趾部。

损害为境界清楚的红斑,呈鲜红色或暗红色,无明显自觉症状。

(二)治疗

本病治疗主要是寻找可能的诱因进行治疗,局部不需处理,或对症性治疗。

四、汗渍性跖部疼痛性红斑

本病又称为疼痛性跖部红斑,也有称为汗渍性跖部红斑疼痛症或汗渍性跖部红斑。

本病是一种发生于足跖部、趾腹、足弓等部位的炎症性皮肤病,其病因可能有足部多汗或局部受压等有关。主要临床表现为足部浸渍、红斑与疼痛。

本病变的治疗主要是保持局部清洁干燥,避免足受挤压,可外用炉甘石洗剂等。

五、重力性红斑

重力性红斑是一种主要表现为四肢因体位不同发生或消退的弥漫性红斑。

本病变发生的病因尚不明。有学者推测可能与酸中毒、缺氧、高碳酸血症或其他代谢障碍有关。有学者推测该病变或是一种自身免疫性疾病,或是某种自身免疫性疾病的一种临床症状。

(一)诊断

本病变好发于青春期前后,男女均可发病。病变常发生于四肢和/或腹部,其主要特征是肢体下垂部位出现弥漫性红斑,无瘙痒等明显自觉症状。当下垂肢体平放或抬高时则红斑消退。患者运动时病变亦可减退。红斑发生于温度和季节等无关。患者内在器官和实验室检查无异常。有发现患者抗核抗体阳性。

重力性红斑的诊断主要依据上述临床特征。

(二)治疗

本病变无特殊治疗,随时改变体位对缓解本病有助。建议进一步查找可能的病因并对症治疗。有观察抗核抗体阳性者用帕夫林治疗可降低抗核抗体滴度,但对皮肤病变无明显效果。

六、持久性色素异常性红斑

本病又称为灰色皮肤病(ashy dermatosis)、色素性苔藓(lichen pigmentosus)或慢性黑皮病性图形红斑(erythema chronicum figuratum melanodermicum),是一种病变外观呈灰色、边缘为红斑的皮肤病。

有人认为本病是 Riehl 黑变病的特殊类型,或是持久性红斑的一型,或是色素性扁平苔藓中的一型。本病的病因和发病机制不明,感染、硝酸铵类食物、日晒、蚊虫叮咬和免疫等可能与其发病有关。

(一)诊断

本病可发生于任一年龄男女性,多发生于青壮年。病变可发生于头颈部、躯干和四肢,可累及掌部。损害初起为一片或数片红斑,可散在分布。随着病情发展,红斑逐渐变淡,外观呈浅灰色。有的可伴有轻度色素沉着,但边缘可有新发红斑或色素沉着边缘绕以红晕。有些红斑明显者可有浸润。损害多呈离心性扩大,以至于病变外观呈环状、半环状或不规则形状。病变通常无自觉症状,但新发红斑时可有轻度瘙痒。本病发生发展缓慢,活动期红斑多要数周或数月渐渐消退,随后色素沉着逐渐消退。

持久性色素异常性红斑的诊断主要以上述临床特征。在病理学上,本病活动期表现为基底细胞灶状液化变性明显,并可见以淋巴细胞为主的浸润;而在非活动期可无基底细胞液化变性,可见真皮内单一核细胞浸润减少。

本病应与药物性皮炎或扁平苔藓等病鉴别。

(二)治疗

本病无特效疗法,多以对症治疗为主。尽可能寻找可能的病因并防治。大量维生素 C、钙制剂可能有效,也可用免疫调节剂如转移因子等。红斑持久时可试用羟氯喹或小量糖皮质激素治疗。有学者用氨苯砜或氯法齐明有效。

七、毒性红斑

毒性红斑是一种病因不十分明确的以全身弥漫性红斑为特征的皮肤病。

本病可能的病因有细菌或病毒等感染、食物、药物或某些内在疾病等。

(一)诊断

本病常见于儿童和青年。本病发生急骤,开始为某一部位小片红斑,迅速扩大并波及全身皮肤,呈弥漫性鲜红色红斑,重者可伴有轻度水肿,有的可类似于风团或多形红斑损害。口腔黏膜与睑结膜等充血。本病常无明显自觉症状或有轻度瘙痒或灼热感。患者有发热、头痛及关节痛等全身症状,并有白细胞增高、中性粒细胞增高或嗜酸性粒细胞增高。

毒性红斑的诊断主要依据以上临床表现和外周血白细胞总数与中性粒细胞增高。在病因学上由药物引起者归入药疹中。

本病应与猩红热、麻疹、荨麻疹和多形红斑鉴别。

(二)治疗

1.一般治疗 寻找可能诱发因素,并积极治疗。多饮水,避免辛辣等刺激性食物,避免环境温度过高及热水烫洗等。

2.内用药物治疗 抗组胺药物可选氯苯那敏等口服。给予维生素 C 口服或注射。有明显感染病征或白细胞升高者加用阿奇霉素等抗细菌抗生素。严重者可给予糖皮质激素口服或注射,损害消退后停药。

3.局部治疗 一般不需外用疗法,红肿严重者可用生理盐水湿敷或外涂炉甘石洗剂。

八、新生儿毒性红斑

新生儿毒性红斑,又称为新生儿过敏性红斑或新生儿红斑,也有称之为新生儿中毒性红斑,是一种发生于 2 周以内新生儿的短暂性或一过性皮肤病。

本病的病因不明,可能与食物、接触物以及感染等多种因素有关。也有认为与母体激素有关。其诱发因素有新生儿皮肤娇嫩,抵抗力弱;环境污染;新生儿包裹过厚、过紧、过热,影响皮肤正常散热等。

(一)诊断

病变多数在出生后 48~72h 内发生,最迟在出生后 2 周发生。病变可发生于体表任何部位,但以胸背、颈部、臀部、股部和上臂常见。损害为大小不等红斑以及丘疹、风团样损害与脓疱,数目少者几个,多则数百个,散在分布,有时也可相互融合。除皮肤损害外,有的可发生口腔黏膜水疱等损害,患儿通常无发热等不适。损害发生后常在 1~3d 内自行消退,少数持续到 10d 左右消退。

新生儿毒性红斑的诊断主要依据发病于出生后不久的新生儿,损害为数目多少不等红斑以及丘疹与脓疱等,患儿一般情况好和损害在数日内自愈。

本病应与新生儿脓疱疮或脓痱等病鉴别。

(二)治疗

保持新鲜空气环境,避免过热,勤洗、勤换衣服与尿布,保持皮肤清洁干燥。

鉴于本病能自行消退,故不需特殊治疗。局部可用 1:10000 高锰酸钾溶液清洗后扑粉或外涂炉甘石洗剂等对症治疗。有明显脓疱者可清洗后外涂莫匹罗星等抗生素药膏。

九、红皮病

红皮病,又称为剥脱性皮炎(exfoliateive dermatitis)或 Hebra 红糠疹,是一种由多因素引起的以红斑鳞屑为主要特征的慢性炎症性皮肤病。

红皮病的病因有:①皮肤疾病,如银屑病、湿疹、接触性皮炎、毛发红糠疹、脂溢性皮炎、落叶性天疱疮、皮肌炎、泛发性扁平苔藓或亚急性皮肤型红斑狼疮等,常因处理不当或病情加重而继发。②药物,除药物所致药物性皮炎继发外,某些药物如磺胺类药、别嘌醇、卡马西平或金制剂等可直接引起红皮病。③恶性肿瘤,如蕈样肉芽肿、Hodgkin 病、白血病、恶性淋巴瘤、Sézary 综合征等以及其他恶性肿瘤。④其他,皮肤真菌感染、艾滋病、肺结核病或高钙血症等。此外,有部分红皮病的病因仍不十分清楚,但多为潜在因素如恶性肿瘤等尚未表现,对此类患者应注意详细了解病史,全面进行检查,并跟踪观察。本病的发病机制尚不清楚。有人认为本病主要是继发于细胞因子及其受体和细胞黏附分子之间复杂的相互作用。

(一)诊断

本病病变广泛呈全身性,皮肤损害主要特征为弥漫性红斑、大小不等鳞屑脱落,部分患者可见有明显红肿,或间有小片正常皮肤。自觉症状为不同程度瘙痒,口腔黏膜与眼结膜可充血水肿。根据损害特征与病程可分为急性、亚急性与慢性三期。急性期损害呈鲜红色,水肿明显,可有糜烂及渗出液;亚急性期红肿减退,有大量鳞屑脱落,手足部可呈套状脱屑;慢性期损害呈暗红色,有浸润,肥厚明显,鳞屑脱落。此外,有的患者可伴有脱发、指/趾甲增厚并失去光泽,也可见甲点凹陷、纵嵴、萎缩或甲脱落等。

除皮肤黏膜损害外,患者可有发热、头痛、关节痛、乏力、食欲减退、浅表淋巴结肿大、肝脾肿大、肝功能异常、蛋白尿、血尿以及血液学异常等。严重者可因低蛋白血症、水电解质紊乱、心功能障碍、急性肝或肾功能衰竭及继发感染等危及生命。

红皮病的诊断主要依据全身性皮肤弥漫性红斑与大量鳞屑脱落。

(二)治疗

1.一般治疗　寻找致病因素,并积极治疗相关疾病为重要治疗措施。患者应卧床休息,避免高温环境。饮食应富含高蛋白与维生素,避免辛辣等刺激性食物。禁热水肥皂烫洗,避免摩擦与搔抓。内衣裤应宽松。加强护理,预防细菌等感染,注意并发症的发生与治疗,注意水电解质与蛋白质平衡。

2.内用药物治疗

(1)抗组胺药物:可选氯苯那敏等口服。

(2)糖皮质激素:通常用泼尼松 30～40mg/d,分次口服,或地塞米松 7.5～10mg、维生素 C 2～3g 加入 5% 葡萄糖液 500mL 中静脉滴注,每日 1 次,损害减退后逐渐减量停药。重要的是在应用糖皮质激素时应考虑原发疾病,以便考虑其用量与疗程等。对恶性肿瘤所致红皮病者,还应根据相应肿瘤进行合理用药。同时应注意糖皮质激素的不良反应等。

(3)免疫抑制剂:若单用糖皮质激素不能控制病情时可联合应用环孢素或硫唑嘌呤等免疫抑制剂。

(4)抗生素:有继发细菌感染时适当选用抗细菌抗生素。

(5)其他:对有肝肾功能异常者应用护肝药等,低蛋白血症可补充蛋白质,电解质紊乱等应纠正。

3.局部治疗　局部治疗以润滑保护为原则。急性期损害可用生理盐水湿敷,亚急性期或慢性期可外涂凡士林或维生素 E 霜等,小片损害可用糖皮质激素软膏外涂等。

第五章 性传播疾病

第一节 梅毒

梅毒是由梅毒螺旋体感染引起的一种慢性传染性疾病。据 WHO 统计,全世界每年仍有1200万的梅毒新发病例,而且90%以上发生在发展中国家,是目前较常见的且对人体危害较大的性病之一。

梅毒螺旋体,亦称苍白螺旋体(treponema pallidum),是一种单细胞微生物。梅毒螺旋体可在人体内长久生存和繁殖,但在体外不易存活。在干燥环境中和阳光直射下梅毒螺旋体迅速死亡。梅毒螺旋体不耐温热,41℃下仅可存活 2h,100℃时立即死亡;但梅毒螺旋体耐寒力强,0℃可存活 48h,在−10℃生存 3h。干燥、阳光、肥皂水和一般的消毒剂如汞剂、石炭酸、乙醇等很容易将梅毒螺旋体杀死。

梅毒的传染途径主要有:①性接触传染途径:也称为直接传染途径,即通过性交,少数也可通过口交/肛交传染,约90%以上的梅毒都是通过此途径传染。②非性接触传染途径:又称为间接传染途径,是指除性接触传染途径外的一些传染途径,如接触梅毒患者用过的毛巾与衣服、餐具、输血、吸毒、亲吻以及触摸患者的皮肤黏膜病变等传染。③母胎传染途径:即胎传,是指患梅毒的孕妇将梅毒传染给胎儿,此是先天性梅毒的主要传染途径。通常情况下,胎儿从母体获得螺旋体多在孕 4 个月以后,这是因为在 4 个月以前胎盘细胞滋养层有保护作用,胎儿不易受梅毒螺旋体感染。而在 4 个月以后,由于胎盘细胞滋养层萎缩而失去保护作用,梅毒螺旋体易进入胎盘引起胎儿感染。也有研究证明在孕 7~9 周时,梅毒螺旋体即可通过胎盘传染给胎儿,而最易发生的时间是怀孕 16~28 周。

梅毒感染因素除以上传染途径外还与患者年龄、性伴数以及机体的免疫力等有关。此外,梅毒传染性的强弱与患者感染的时间有关,在感染梅毒后 1 年以内的患者,其传染性最强。随着梅毒感染时间的延长,梅毒的传染性逐渐减弱。由于晚期梅毒的传染性弱,通过性接触一般无传染性。

梅毒可根据是生前感染还是生后感染分为先天性梅毒和后天性梅毒;根据有无临床表现分为显性梅毒和隐性(潜伏)梅毒;根据病程长短分为一期梅毒、二期梅毒和三期梅毒,或早期梅毒(一、二期梅毒)与晚期梅毒。此外,也有根据梅毒对机体的危害性大小分为良性梅毒和恶性梅毒。

先天性梅毒又称为胎传梅毒,由患梅毒的孕妇将梅毒传染给胎儿致使其出生后表现或不表现梅毒症状。后天性梅毒又称为获得性梅毒,是指通过性接触传染途径或非性接触传染途径感染引起的梅毒。显性梅毒是指感染梅毒螺旋体后出现临床症状,隐性梅毒是指感染梅毒螺旋体后不出现临床症状,仅梅毒血清学试验阳性。一期梅毒是指在感染梅毒螺旋体后病程在 2 个月内出现或不出现临床症状;二期梅毒是指在感染梅毒螺旋体后病程超过 2 个月至 2 年出现或不出现临床症状;三期梅毒是指感染梅毒螺旋体后病程超过 2 年出现或不出现临床症状。早期梅毒包括一期梅毒和二期梅毒,晚期梅毒即三期梅毒。良性梅毒是指梅毒病变对患者无生命危险,如骨梅毒等;恶性梅毒是指梅毒病变对患者有生命危险,可直接致患者死亡,如神经梅毒或心血管梅毒等。

一、诊断

梅毒最常见于 20~30 岁性活跃的男女性。在临床上,梅毒的表现十分复杂,除了有皮肤黏膜病变外还有其他多器官病变。

人感染梅毒螺旋体后到发生病变需经过一定的潜伏期,该潜伏期的长短与机体的抵抗力和入侵梅毒螺旋体数量的多少以及梅毒分期等因素有关。通常情况下,后天性一期梅毒潜伏期最短为 10d,最长为 60d,多数为 3 周左右;二期梅毒潜伏期为 60d 至 2 年;三期梅毒潜伏期为 2 年以上。

(一)后天性梅毒

1. 一期梅毒(primary syphilis)　一期梅毒主要表现为在梅毒螺旋体侵入部位及其周围所发生的病变,主要有硬下疳和腹股沟淋巴结肿大。

2. 二期梅毒(secondary syphilis)　二期梅毒由一期梅毒未经治疗或治疗不彻底,梅毒螺旋体通过淋巴系统进入血液,并经血液循环波及全身各组织器官引起全身性感染,又称为播散性梅毒。二期梅毒的临床表现随感染器官的不同呈多种多样。

3. 三期梅毒(tertiary syphilis)　即晚期梅毒(late syphilis)。三期梅毒又可分为三期良性梅毒和三期恶性梅毒。三期梅毒的特点有:①病变可发生于任何组织或器官,但以皮肤、神经系统、骨和心脑血管病变多见。②病变破坏性较大,愈后遗留瘢痕或其功能受到影响或有明显残缺与器质性改变。③病变发展经过慢性,短者数年,长者数十年。④病变内梅毒螺旋体含量极少,传染性较小,随着病程的延长,其传染性逐渐减弱,甚至无传染性。⑤多数病变无明显自觉症状或自觉症状轻微,但客观症状明显,少数病变严重,如心血管病变或神经系统病变一旦发生则可能是致命性的。

4. 隐性梅毒(latent syphilis)　又称为潜伏梅毒。隐性梅毒按感染梅毒螺旋体后病程长短不同分为一期隐性梅毒、二期隐性梅毒和三期隐性梅毒。隐性梅毒的传染性依据其病程而不同,早期隐性梅毒因为血液内有大量梅毒螺旋体,故有较强的传染性,而晚期隐性梅毒与晚期显性梅毒一样,一般认为无传染性或传染性较小。在晚期隐性梅毒患者中,由于梅毒螺旋体可间歇性地出现在血液中,故女性患者在孕期仍有可能将梅毒螺旋体通过胎盘传染给胎儿而发生先天性梅毒,也可能通过献血等途径进行传播。

(二)先天性梅毒

先天性梅毒主要通过血源传播,一般在妊娠 16~18 周。在分娩过程中,胎儿亦可通过接触患早期梅毒母亲外生殖器的硬下疳而受染,但较少见。近有资料显示梅毒螺旋体可通过精子携带传给胎儿。胎儿的感染与其母亲梅毒的病程及妊娠期是否治疗有关。通常,母亲早期梅毒或有螺旋体血症时较晚期梅毒更易使胎儿受染,孕妇患早期梅毒或二期梅毒传染性最强,其胎儿几乎 100% 受累。而未经治疗的晚期梅毒孕妇感染胎儿的可能性也近 30%。

先天性梅毒依据其临床症状出现时间的早晚和无症状可分为早期先天性梅毒、晚期先天性梅毒和先天性隐性梅毒。按临床表现主要分为三型:①胎死宫内型:其主要为患潜伏期梅毒孕妇引起宫内感染而致流产或死胎,胎儿呈浸软状态,全身各脏器有大量梅毒螺旋体,此型较罕见。②早期先天性梅毒型:主要在出生后或新生儿期内出现典型症状,如肝脾肿大、皮疹、黄疸、贫血等症状,此类患儿死亡率高。③晚期先天性梅毒及先天性隐性梅毒型:患儿出生时无症状或症状极其轻微,在生后数月至数年出现症状,早期诊断目前仍难题。

先天性梅毒的临床表现与后天性梅毒的临床表现无太大区别。由于其传染途径的不同,先天性梅毒无硬下疳即一期梅毒表现。通常,先天性梅毒患儿早产发生率很高,先天性梅毒的早期症状较后天性梅毒严重,对胎儿的发育有较大影响,如胎儿在宫内生长迟缓、出生时低体重或身材瘦小等。此外,有50%胎儿发生流产、早产、死胎或新生儿期死亡。因此,先天性梅毒的婴幼儿病死率较高。

1. 早期先天性梅毒(early congenital syphilis) 早期先天性梅毒发生于出生后至2岁前,大多在出生后3个月前有临床表现,少数发生在生后8～9个月时。

一般症状:患儿有低热、身体瘦小、体重轻、皮下脂肪减少或消失、皮肤松弛而苍白,有明显皮肤皱纹如老人面貌。患儿常有烦躁不安与哭闹、鼻塞与流涕等。部分患儿有浅表淋巴结肿大,肿大淋巴结质硬、可活动、互不融合、无触压痛等,尤其是滑车上淋巴结肿大对先天性梅毒的诊断具有提示性意义。

2. 晚期先天性梅毒(late congenital syphilis) 晚期先天性梅毒相当于后天性三期梅毒。晚期先天性梅毒发生于2岁以后,最常见于7～15岁,也可发生于20岁左右。通常,由于患儿因其他感染性疾病常用抗细菌药物,故典型晚期先天性梅毒的临床表现也较少见。晚期先天性梅毒表现有以下病变:

(1)皮肤黏膜病变:可出现结节性梅毒疹及树胶样肿。有报道以悬雍垂缺失为首发症状,可能有会厌、假声带、前联合黏膜损害。

(2)骨病变:有上颌短、腭弓高、马鞍鼻、小腿呈马胫(佩刀胫或军刀胫)、舟状肩胛、锁骨征(胸锁关节增厚)与双膝关节无痛性肿胀。此外,牙齿具有特征性改变,可表现为楔状齿、恒上门齿上宽下窄、切缘中间有弧型缺损、牙齿隙宽,有桑葚样磨牙与楔状牙或郝秦生(Hutchinson)齿。

(3)神经系统病变:可有神经性耳聋,多在10岁左右出现,40%有远期精神智力障碍、瘫痪与抽搐等。脑神经损害也在较大年龄时表现出来。

(4)眼病变:有基质性角膜炎,常在8～15岁时出现。双侧角膜有浸润,视力受影响严重及葡萄膜炎、青光眼。

通常将骨病变、神经性耳聋及基质性角膜炎统称为Hutchinson三联征,对晚期先天性梅毒有诊断意义。

3. 先天性隐性梅毒(congenital latent syphilis) 先天性隐性梅毒是指未经治疗、无临床症状,仅梅毒血清学试验阳性者。2岁以内为先天性早期隐性梅毒,2岁以上者为先天性晚期隐性梅毒。

此外,有关先天性梅毒诊断,有学者提出以下观点。

(1)疑诊先天性梅毒婴儿的医学评估要点:①全身体检寻找先天性梅毒的体征。②血清定量VDRL/RPR抗体或特异性抗体(最好检测FTA-ABS-IgM)测定。③脑脊液细胞数和蛋白分析及VDRL试验。④长骨和胸部X线。⑤肝功能。⑥胎盘或脐带组织特异性荧光抗体染色。⑦如果发生任何梅毒疾病征象,应作完整的眼部检查。⑧听觉脑干诱发电位检查。

(2)先天性梅毒的拟诊:临床出现下列任一种情况,应拟诊为先天性梅毒。①母亲有梅毒的证据,未治疗或不正规治疗。②婴儿梅毒血清学试验阳性,并出现下列任一种表现:梅毒阳性体征,脑脊液VDRL试验阳性,脑脊液细胞数或蛋白异常,长骨X线示骨炎,梅毒IgG抗体滴度比母亲高 4 倍,FTA-ABS-IgM 阳性,胎盘炎或脐带炎。③母亲在分娩前 90d 接触过梅毒患者。

(3)先天性梅毒的确诊:在病损处、胎盘、脐带或活检组织内找到梅毒螺旋体或 TP-DNA 阳性。

梅毒应与许多种疾病鉴别,包括固定性药物疹、贝赫切特病、寻常痤疮、体癣、汗斑、玫瑰糠疹、银屑病、扁平苔藓、皮肤结核病、慢性皮肤溃疡、麻风病、结节病、环状肉芽肿、尖锐湿疣、皮肤肿瘤以及其他神经系统疾病、骨关节疾病或心脏等内脏器官疾病。早期先天性梅毒需与其他先天感染如弓形虫、风疹病毒、巨细胞病毒、单纯疱疹病毒感染和新生儿败血症鉴别;若发生溶血时需与新生儿血型不合性溶血相鉴别;有骨骼病变时应与早产儿的骨膜炎、骨髓炎、假性肢体瘫痪或脊髓灰质炎等鉴别。

二、治疗

梅毒的治疗强调早期治疗,一旦诊断明确,其治疗越早效果越好。用药量必须足够,疗程必须规则,治疗后要追踪观察。对传染源及性接触者应同时进行检查和治疗。梅毒治疗目的是:①对早期梅毒要求彻底治愈,以消灭传染源,梅毒血清学试验转阴,预防复发,防止发生晚期梅毒。②对晚期梅毒要求减轻症状,控制发展,某些功能等障碍得以减轻或恢复,部分梅毒血清学试验转阴。③对隐性梅毒要达到阻止发生各期梅毒临床症状和梅毒的复发,防止传染,梅毒血清学试验转阴或晚期者部分转阴。梅毒治愈主要包括临床治愈及血清学治愈。临床治愈是指梅毒病变与症状消退;血清学治愈是指抗梅治疗后,2 年以内梅毒血清学试验由阳性转变为阴性,脑脊液检查阴性。

(一)一般治疗

患者应充分认识和了解梅毒的危害性,遵循医嘱,积极配合治疗。治疗期间或疾病未被判愈时应禁止性生活,有皮肤黏膜病变时因避免与他(她)人皮肤黏膜的接触,以防传染。患者所用的生活用品如毛巾、内衣裤、床单和澡盆等也要做好消毒处理。此外,对任何阶段的梅毒都须考虑到伴发其他性病的危险性,故应进行相关的病原学检查。

(二)内用药物治疗

迄今,世界各国对梅毒的内用药物治疗仍以青霉素为首选药物,目前尚未发现耐青霉素的梅毒螺旋体株。对青霉素类药物过敏者虽可选用红霉素等替代药物治疗,但有些药物的疗效尚不十分令人满意,故对青霉素过敏的患者,大多数学者仍主张采用青霉素脱敏疗法后用青霉素治疗,尽管医患双方都存在较大的风险性。对某些特殊人群如 HIV 阳性和阴性的人群中的梅毒患者的治疗是一样的,但 HIV 阳性人群容易发生治疗失败,所以需要经常随访。此外,须密切监测神经梅毒的可能。梅毒的具体治疗方案如下:

1.早期梅毒(含一、二期梅毒及早期潜伏梅毒) 药物主要选普鲁卡因青霉素 G 80 万 U/d,肌内注射。连续 15d,或苄星青霉素 G 240 万 U,分两侧臀部肌内注射,每周 1 次,连续 2~3 次。要提请注意的是,对二期梅毒患者,通常用小剂量青霉素开始,逐渐增加剂量至 3~5 日后、无特殊不良反应(吉海反应)时再改为普鲁卡因青霉素或苄星青霉素治疗。

对青霉素过敏者,选用下列方案之一:①头孢曲松 2g,每日 1 次,肌内注射或静脉滴注,连续 10~14d。②红霉素 500mg,口服,每日 4 次,连服 15d。③多西环素 100mg,口服,每日两次,连服 15d。④阿奇霉素 500mg,口服,每日 1 次,连服 15d。

2.晚期梅毒(含三期梅毒、晚期潜伏梅毒)及二期复发梅毒 苄星青霉素 240 万 U,分两侧臀部肌内注射,每周 1 次,共 3 次;或普鲁卡因青霉素 G 80 万 U,肌内注射,每日 1 次,连续 20d 为 1 疗程,有学者推荐可 2 个疗程,疗程间隔为 2 周。

对青霉素过敏者,选用下列方案之一:①红霉素 500mg,口服,每日 4 次,连服 30d。②多西环素 100mg,口服,每日 2 次,连服 30d。③阿奇霉素 500mg,口服,每日 1 次,连服 30d。④头孢曲松 1g,肌内注射/静脉滴注,连用 30d,(头孢菌素类药物过敏者禁用)。

3.心血管梅毒 应住院治疗。对已发生严重心脏病变如有心力衰竭,则必须先控制心力衰竭后再开始抗梅毒治疗。为避免吉海反应引起病情加剧或死亡,多不首选苄星青霉素。心血管梅毒治疗从小剂量开始注射青霉素,如水剂青霉素 G,首日 10 万 U,1 次肌内注射;次日 20 万 U,分 2 次肌内注射;第 3 日 30 万 U,分 2 次肌内注射。自第 4 日开始用普鲁卡因青霉素 80 万 U,每日 1 次肌内注射,连续 15~20d 为 1 疗程,共 2 个疗程或多个疗程,每疗程间隔为 2 周;或苄星青霉素 240 万 U,分两侧臀部肌内注射,每周 1 次,共 3 次。

对青霉素过敏者,选用下列方案之一:①多西环素 100mg,口服,每日 2 次,连服 30d。②红霉素 500mg,口服,每日 4 次,连服 30d。

4.神经梅毒 应住院治疗。治疗按心血管梅毒方案从小剂量开始注射水剂青霉素 G,自第 4 日起用青霉素 G 300 万 U~400 万 U,每 4h 1 次,静脉滴注,连续 10~14d;然后用苄星青霉素 240 万 U,分两侧肌内注射,每周 1 次,连续 3 次。或普鲁卡因青霉素,240 万 U,每日 1 次肌内注射,连续 10~14d;同时口服丙磺舒,每次 0.5g,每日 4 次;然后用苄星青霉素 240 万 U,分两侧肌内注射,每周 1 次,连续 3 次。青霉素过敏者可用头孢曲松 2g,每日 1 次,肌内注射或静脉滴注,连续 10~14d。

对青霉素和头孢类药物均过敏者则可选择:①多西环素 100mg,每日 2 次,连续 30d;或②米诺环素 100mg,每日 2 次,连续 30d。不推荐用红霉素治疗神经梅毒。

5.妊娠梅毒 妊娠期梅毒患者的治疗原则应与非妊娠患者相同。为了尽可能避免药物的不良反应,推荐用普鲁卡因青霉素 80 万 U,每日 1 次肌内注射,连续 10 次为 1 疗程,妊娠初 3 个月及妊娠末 3 个月各注射 1 个疗程。

对青霉素过敏者则用红霉素 500mg,口服,每日 4 次,早期梅毒连续 15d 为 1 疗程,二期复发梅毒及晚期梅毒连续 30d 为 1 疗程,妊娠初 3 个月内与妊娠末 3 个月各进行 1 个疗程。鉴于红霉素疗效差,有学者建议在停止哺乳后,要用多西环素复治。

6.先天性梅毒 早期先天性梅毒有脑脊液异常者及未查脑脊液者可选水剂青霉素 G,5 万~15 万 U/(kg·d),分 2 次静脉滴注或肌内注射,连续 10~14d。或普鲁卡因青霉素 5 万 U/(kg·d),肌内注射,每日 1 次,连续 10~14d。脑脊液正常者用苄星青霉素 5 万 U/kg,1 次分两侧臀部肌内注射。对无条件进行脑脊液检查者可按脑脊液异常者治疗方案。

晚期先天性梅毒可选水剂青霉素 G 15 万~30 万 U/(kg·d),分次静脉滴注或肌内注射(每 4~6h 1 次),连续 10~14d。或普鲁卡因青霉素 5 万 U/(kg·d),肌内注射,连续 10~14d。对较大儿童其药物总量不超过成人剂量。对青霉素过敏者可选用红霉素 7.5~12.5mg/(kg·d),分 4 次口服,连服 30d。有学者推荐用头孢曲松治疗,用法为 250mg,肌内注射,每日 1 次,连续 10~14d。

也有推荐新生儿梅毒治疗为患儿出生后每次青霉素 5 万 U/kg,每 12h 1 次静滴,连续 7d,此后每次 5 万 U/kg,每 8h 1 次静滴,连续 3d。目前推荐新生儿梅毒青霉素疗程(除神经梅毒外)通常是 10~14d。疗程完成后于 2、4、6、9 和 12 个月进行梅毒血清学检查。

7.隐性梅毒　早期隐性梅毒按早期显性梅毒的治疗方案进行治疗;晚期隐性梅毒或不能确定病期的隐性梅毒按晚期显性梅毒的治疗方案进行治疗。

鉴于梅毒患者存在细胞免疫功能异常,尤其是细胞免疫功能低下,故建议在梅毒治疗过程中加用免疫增强剂,以提高机体免疫力,有利于细胞免疫功能的恢复,既可增强梅毒的治疗效果,也可提高梅毒血清学试验转阴率。

梅毒治疗过程中须注意的是,在使用青霉素等药物治疗后,可使体内大量梅毒螺旋体死亡并溶解,发生脂蛋白反应。临床表现有全身不适、乏力,继而体温升高,伴有头痛、肌痛、畏寒、寒战、血压升高、心律增快、心慌、呼吸困难、恶心、呕吐,随后可有血压下降,皮损增多加重,可使骨膜炎疼痛加重,神经梅毒恶化,心血管梅毒可发生心绞痛、主动脉瘤破裂危及患者生命,妊娠早期梅毒可引起子宫收缩而诱发流产或胎儿宫内窒息等,称为吉海反应(Jarisch-Herxheimer reaction)。吉海反应通常在初次用药后 4~6h 或 24h 内发生,也有个别患者在用药后 48~72h 发生。为预防吉海反应发生,对二、三期梅毒患者在给予药物,尤其是给予青霉素治疗前可应用泼尼松,每日 15~20mg,分 2~3 次口服,连用 3~4d。同时以小剂量青霉素开始,逐渐增加到常用剂量。尽管吉海反应可在 24h 内自行缓解,但晚期梅毒可引起心血管和神经梅毒症状加重,故有学者主张在晚期梅毒治疗前先用 10% 碘化钾液 10mL,每日 3次口服,连续 4~6 周;或泼尼松 5mg,每日 4 次,以后逐渐减量,以避免发生吉海反应。

梅毒患者治疗后应定期观察,包括全身体检及非梅毒螺旋体抗原血清学试验,以了解梅毒是否治愈或复发。通常对早期梅毒或二期梅毒,治疗后 6 个月内非梅毒螺旋体抗原梅毒血清学试验滴度至少应下降 4 倍,潜伏梅毒和晚期梅毒治疗后 1~2 年内非梅毒螺旋体抗原梅毒血清学试验滴度至少应下降 4 倍。早期梅毒治疗后第 1 年每 3 个月复查 1 次,以后每半年复查 1 次,连续 2~3 年。一般在治疗后梅毒血清学试验由阴性转为阳性或滴度升高 4 倍为血清学复发,也可为有症状复发,认为与接受不足量的抗梅毒治疗或机体的免疫功能严重受损(如 HIV/AIDS 患者)有关,对血清学复发应视为活动性梅毒,应再进行加倍量抗梅毒治疗,若有免疫功能严重受损者,则应同时予以免疫增强剂治疗。

近年,有学者提出梅毒治疗后血清学转归的概念:①梅毒血清学治愈(serological cure):早期梅毒经有效治疗后,随访 6 个月,患者血清非特异性抗体水平如 RPR 由阳性转为阴性或滴度降低≥4 倍者,称为梅毒血清学治愈。但也有学者认为,梅毒治疗后,随访 12 个月内,RPR 转阴或下降≥4 倍称为治愈。②梅毒血清学固定(sero-resistance/sero-fixation):梅毒患者治疗后血清 RPR 滴度下降到一定程度不再下降,或上下波动一个滴度的现象,称为梅毒血清固定。也有学者将其定义为早期梅毒(感染后 2 年以内)治疗后,按规定时间(6 个月)随访如血清学试验 RPR 仍不转阴或超过 2 年血清学试验 RPR 不转阴,晚期梅毒(感染后 2 年以上)治疗后,按规定时间(12 个月)随访如血清学试验 RPR 仍不转阴者。有资料显示血清固定发生率近年逐年增高,一期梅毒 3.8%,二期梅毒 17.5%,潜伏梅毒 40.5%。③梅毒血清学治疗失败和复发(serologic failure):梅毒治疗后 RPR 滴度维持≥1∶64,或治疗后上升 4 倍,或治疗后 3~6 个月 RPR 滴度下降<4 倍,称为梅毒血清学治疗失败。但也有学者将治疗后 6个月血清 RPR 下降 2 倍以内称为治疗失败。而复发是指梅毒经治疗后,梅毒血清非特异性抗体滴度水平下降 4 倍后又恢复到治疗前水平、甚至更高水平。

有关梅毒血清固定的原因可能有:①治疗方案:非青霉素治疗方案血清固定发生率高。

国内外有阿奇霉素治疗梅毒失败的报道,国内亦有用阿奇霉素抗梅治疗后 RPR 长期不转阴的病例。此外,早期梅毒治疗药物剂量不足、治疗不规则或所用药物疗效差也是其原因。②梅毒的病期、类型、开始治疗的时间早晚:如早期梅毒经治疗后血清学试验均在 1～2 年内转阴,而晚期梅毒尽管所用药物足量足疗程,但仍有一部分患者血清学试验长期甚至终身阳性。因此,如果不能正确地诊断梅毒的病期及类型并据此采取针对性的治疗措施,就有可能导致血清固定的发生。③隐匿感染或再感染:梅毒螺旋体感染机体后,可进入隐匿部位如脑脊液、眼前房、淋巴结及骨关节,或形成肉芽组织包裹,导致治疗药物不能达到,则梅毒螺旋体长期潜伏。再感染是导致血清固定的另一因素。④合并有其他疾病:由梅毒螺旋体以外的其他生物性致病因子或其他疾病引起的梅毒血清反应素试验阳性称为生物学假阳性(biological false positive,BFP)。当梅毒患者合并麻风病、系统性红斑狼疮、类风湿性关节炎、干燥综合征、桥本甲状腺炎、结节性多动脉炎、风湿性心脏病、活动性肺结核、乙肝、皮肌炎及硬皮病、HIV 感染以及静脉吸毒时,血清固定持续时间可长达数年或终身。此外,HIV 的流行在梅毒患者中较高,他们之间可能存在体液和细胞免疫的相似之处,HIV 可以影响梅毒的传播,改变它的血清学诊断,加快它的临床过程并改变它对治疗的反应。有学者对合并有 HIV 感染的梅毒患者进行治疗观察,其中有患者发生了血清固定。⑤机体内细胞免疫受到抑制:有研究认为,血清固定患者可能存在白介素水平的异常,Th2 细胞因子较 Th1 细胞因子占优势。梅毒患者早期以细胞免疫为主,Th1 细胞因子含量较高,随着病程的延长,体液免疫被激活,抑制了 Th1 介导的细胞免疫,Th1 细胞因子含量过早降低,甚至消失,使部分梅毒螺旋体逃过细胞免疫,引起慢性感染,成为血清固定发生的重要原因。还有学者研究血清固定患者的体液和细胞免疫时发现 T 淋巴细胞总水平是降低的,而 B 淋巴细胞和抗原反应细胞的总水平却是升高的,表明机体的细胞免疫受到抑制。然而,也有认为机体的免疫状态与血清固定关系尚不确定,需要更多研究。

对血清固定患者的处理应根据具体病情而定。有学者认为无论再治疗与否,应作神经系统检查,以便确诊是否为早期无症状神经梅毒。有学者认为如果梅毒螺旋体 IgM 抗体试验阴性,则继续观察随访即可,如果梅毒螺旋体 IgM 抗体试验阳性或达到复治指征,则应予以复治。晚期梅毒治疗后血清固定,患者体内残存螺旋体的可能性大,复发率较高,也应再做驱梅治疗。对于晚期梅毒出现此类血清反应的患者,已经足够量复治后,仍血清固定,即使再无限制治疗也不能使血清阴转,因此只需详细检查排除神经、心血管与其他内脏梅毒,并对血清固定者定期复查血清滴度,如滴度有升高,则表示有复发或再感染,可进行治疗。治疗药物多数还是以青霉素类为主,大环内酯类抗生素已发现有耐药。国外有报道用大剂量青霉素钾治疗晚期血清固定患者取得良好效果。近几年国内有用碘化钾和头孢曲松治疗血清固定患者的报道,且都取得了良好效果。另外,有学者报道泼尼松、雷公藤能加快青霉素治疗后梅毒患者的 RPR、TPPA 滴度的下降速度,这也给梅毒血清固定的治疗提供了新的思路。对与机体细胞免疫抑制有关的血清学固定患者,建议在进行常规驱梅治疗的基础上,加用免疫增强剂进行辅助治疗。

有关梅毒螺旋体耐药性:长期以来,青霉素是治疗梅毒的首选药物,但由于少数人对青霉素过敏,使人们不得不选择二线治疗药物。目前,用于治疗梅毒的二线药物有四环素类、大环内酯类和第三代头孢菌素类抗生素,常用的药物有四环素、多西环素、阿奇霉素和头孢曲松。文献表明,梅毒螺旋体对克林霉素与利福平具有固有耐药性,且利福平无杀梅毒螺旋体效应,故这两种药物不用于治疗梅毒。鉴于头孢菌素类药物可导致过敏反应,而且对青霉素过敏的患者中有部分对头孢菌素类药物也过敏。因此,对有青霉素过敏的患者在选择头孢菌素类药物时应慎重。近年来,随着多西环素与阿奇霉素的广泛使用,其治疗梅毒的疗效有下降趋势,耐药的发生率逐渐升高,国内某地区梅毒螺旋体对阿奇霉素的耐药率达100%,这提示有可能出现了耐药菌株,应引起人们的高度重视。

第二节　淋病

淋病是由淋病奈瑟菌(N. ponorrhoeae)即淋球菌感染引起的一种主要表现为泌尿生殖系统黏膜的化脓性疾病。目前该病已较为少见。

淋病的传染途径全部都是通过接触淋球菌而传染的。根据其接触传染的方式不同,可分为性接触传染或直接接触传染、间接接触传染或非性接触传染、母婴传染、自体接种传染和医源性传染等。性接触传染途径或直接接触传染途径是淋病的主要传染途径。淋病的间接接触传染途径是指通过接触被淋球菌污染的物品如淋病患者使用过的毛巾与内裤等衣物、被褥、盆具以及便器等而引起的淋球菌感染。母婴传染途径是指患有淋病的孕妇在分娩过程中,胎儿通过产道时接触了淋球菌污染的分泌物或羊水而被感染,也可能是胎膜破裂后淋球菌上行而在胎儿出生前就感染。淋病的母婴传染途径多引起新生儿淋菌性眼炎。医源性传染途径是指被淋球菌污染的器械、敷料和/或手套等消毒不严格,在使用过程中可造成淋球菌的传染。

淋病的发病机制是一个十分复杂的过程,当淋球菌进入前尿道和/或宫颈黏膜后,若机体免疫能力较弱、菌体毒力较强,则淋球菌借助于其菌毛等黏附因子黏附于上皮细胞,在上皮细胞表面进行繁殖,并沿尿道、生殖道上行,通过上皮细胞的吞饮作用侵入细胞内繁殖,导致细胞溶解破裂,随后淋球菌被逸至黏膜下层,淋球菌内毒素及淋球菌表面外膜的脂多糖与补体结合产生一种化学毒素,诱导嗜中性白细胞等炎性细胞的聚集和吞噬,引起急性炎症反应,导致局部充血、水肿、黏膜糜烂、脱落,形成典型的尿道和/或阴道脓性分泌物,并引起疼痛等临床表现。淋球菌还可沿泌尿生殖管道蔓延扩散,引起其他器官的病变。

一、诊断

淋球菌侵入男女性泌尿生殖道后,经过一定潜伏期发病。通常,潜伏期为1～14d,男性的潜伏期较短,大多数在2～5d,而女性的潜伏期略较男性长,大多数在7～10d后。淋球菌感染人体后,有些感染者可发生相应的临床症状成为淋病患者,另一些感染者则可能不出现相应的临床症状,而成为淋球菌携带者。人体感染淋球菌后出现临床症状与否取决于淋球菌菌株的毒力、感染的部位、感染时间的长短、感染的严重程度以及机体对淋球菌的敏感性和机体的免疫力等。淋病的临床表现因个体不同各有差异。在临床上,将淋病分为多种类型。淋病的临床分类主要依据性别、病程长短、病变部位以及有无并发症等进行分类,按性别分为男性淋病与女性淋病,按病程分为急性淋病与慢性淋病,按病变部位分为泌尿生殖器部位淋病与非泌尿生殖器部位淋病,按有无并发症分为无并发症淋病(单纯性淋病)与有并发症淋病。

(一)男性淋病

男性在淋球菌感染后,大多数出现不同程度的临床表现,而有少数人(占1%～5%,甚至有报道为 20%)不出现淋病的临床表现。

1.淋菌性尿道炎　淋菌性尿道炎是男性淋病的主要表现。根据淋球菌感染后的病程长短又分为急性淋菌性尿道炎和慢性淋菌性尿道炎。

急性淋菌性尿道炎:急性淋菌性尿道炎又称为急性淋病,有急性淋菌性前尿道炎和急性淋菌性后尿道炎之分。当淋球菌侵入尿道口后,逐渐向尿道内侵犯,经通常的潜伏期后开始引起前尿道炎症状,出现尿道口黏膜红肿。其红肿的程度可轻可重,多数为逐渐加重。与此同时,或在前或在后,出现尿道口及前尿道痒、轻微刺痛,并有稀薄透明黏液自尿道口流出,很快(发病后不超过24h)尿道口流出的液体变为黏稠的黄色或黄绿色脓液,有时呈丝状,量也逐渐增多,极少数患者脓液中带有血液或血丝。此时尿道刺激症状明显,有尿道内灼热感、刺痛,排尿时疼痛,严重者可因尿道黏膜水肿等炎症明显而引起排尿困难。患者夜间常有阴茎痛性勃起。

慢性淋菌性尿道炎:慢性淋菌性尿道炎又称为慢性淋病,是指淋球菌在尿道内的持续性感染引起症状的反复发作,病程慢性,迁延不愈。从时间上讲,淋菌性尿道炎病程持续多久为慢性尚无确切的定义,有资料显示淋菌性尿道炎症状持续 2 个月以上则称为慢性淋菌性尿道炎。

2.淋菌性附睾炎与睾丸炎　淋菌性附睾炎与睾丸炎是淋菌性尿道炎的并发症之一,由尿道内淋球菌上行侵犯附睾和睾丸所致,主要表现为急性炎症。

淋球菌侵入附睾多为单侧,炎症时的主要表现为附睾肿大,疼痛明显。附睾首先肿大的是附睾尾,逐渐为附睾体和附睾头肿大,有的附睾甚至肿大至核桃大小。检查时可见病侧阴囊红肿,阴囊及附睾触痛明显,附睾及睾丸界限不清。此外,患者常有阴囊剧痛,腹股沟部疼痛,严重时精索可肿胀致输尿管横过精索时受阻则可反射性引起下腹部疼痛。淋菌性附睾炎患者多有发热、头痛和乏力等全身症状及外周血中白细胞升高。

淋菌性附睾炎可发生于急性淋病时期,也可发生于慢性淋病时期。若发生于急性淋病时期可有明显的尿道炎症状及尿道口溢脓,若发生于慢性淋病时期则可有尿道不适和尿道内有少量分泌物溢出,但也可无明显尿道炎症状和尿道分泌物,有学者发现在淋球菌所致的附睾炎患者中,约有半数无尿道分泌物。

由淋球菌引起的附睾炎在青春期前儿童极为罕见。青春期后至 35 岁以下男性的附睾炎多由淋球菌等感染引起。有报道在淋菌性尿道炎患者中,10%～20%的患者伴有附睾炎。

淋菌性附睾炎最严重的局部并发症是形成脓肿和睾丸梗死。有学者认为如经适当休息和用抗细菌药物治疗其病情仍无改善时,临床上就要想到这两种并发症的可能。

淋菌性睾丸炎也多发生于单侧睾丸,表现为睾丸肿大与疼痛明显。严重时阴囊皮肤红肿明显,表面发亮,有触痛。患者多有发热等全身不适。

3.淋菌性前列腺炎　淋菌性前列腺炎是淋菌性尿道炎的一种并发症,由于淋菌性尿道炎治疗不及时、不彻底或淋球菌转变为耐药菌型,导致淋球菌侵入前列腺而引起。

淋菌性前列腺炎的主要表现有:①不同程度的排尿刺激症状,包括排尿刺痛、尿急、尿频、夜尿等。②各种疼痛或胀痛或酸痛,可发生于耻骨上部、下腹部、会阴及肛周、腰骶部、阴茎以及大腿内侧等部位。此外,有些患者可间断出现排尿困难,精液带血,射精后疼痛和尿道有少量分泌物溢出。③若有急性发作时可出现发热等全身症状。经直肠检查前列腺可无特殊发现,但可触及前列腺肿大或有压痛等。

4.淋菌性精囊炎 淋菌性精囊炎为淋菌性尿道炎并发症,是淋球菌感染途径尿道和前列腺蔓延所致。淋菌性精囊炎常与淋菌性前列腺炎或淋菌性附睾炎与睾丸炎同时发生。淋菌性精囊炎的表现分为急性和慢性两种。急性淋菌性精囊炎主要症状有腹痛,有时伴有精液潴留,经直肠指诊可能发现精囊肿大,有波动感和压痛。慢性淋菌性精囊炎可出现血性精液。

5.淋菌性尿道狭窄 由淋球菌感染引起的尿道狭窄多继发于未经治疗或治疗不彻底的慢性淋菌性尿道炎反复发作,经数月或数年后因炎症对尿道黏膜等组织的破坏,修复后其瘢痕组织造成尿道管腔变小,且因瘢痕收缩而发生尿道狭窄。尿道狭窄可发生在尿道的任何部位,但以尿道海绵体后方及尿道球部多见。淋菌性尿道狭窄的主要表现是排尿不畅,排尿困难,尿线变细,严重时可发生尿潴留、尿失禁。尿道狭窄易引起上行感染。

6.淋菌性尿道球腺炎 淋菌性尿道球腺炎由淋球菌侵入尿道球腺所致。淋菌性尿道球腺炎主要表现为会阴部胀痛或疼痛,并于会阴两侧或单侧出现指头大小不等的结节,触痛。结节可因化脓而溃破。由于结节压迫尿道则可引起排尿困难。淋菌性尿道球腺炎时可伴有发热等全身症状。

7.淋菌性包皮龟头炎 淋菌性包皮龟头炎是因尿道口内淋球菌和/或其脓液外溢至龟头包皮而引起的炎症反应,是一种继发性炎症反应。淋菌性包皮龟头炎易发生于包皮过长、包茎且个人卫生较差者。淋菌性包皮龟头炎的主要特征是包皮内外板、冠状沟和龟头红肿,局部有多少不等的脓性液。损害开始可为红色丘疹,逐渐融合成片。较重时可发生糜烂,甚至溃疡。淋菌性包皮龟头炎的自觉症状可有局部瘙痒、灼热痛等,但多数患者无明显不适感。

8.淋菌性尿道炎的其他并发症 除了上述这些淋菌性尿道炎的并发症外,淋菌性尿道炎还有一些较少见,甚至罕见的并发症,如淋菌性龟头脓肿、淋菌性副尿道炎、淋菌性阴茎包皮脓肿、淋菌性阴茎静脉血栓形成、淋菌性尿道旁腺炎和尿道旁腺脓肿或淋菌性输精管炎等。

(二)女性淋病

女性泌尿生殖系统淋球菌感染的主要部位是子宫颈管内膜和尿道,表现为淋菌性宫颈炎和淋菌性尿道炎。淋菌性宫颈炎占女性淋病的 85%~95%,淋菌性尿道炎较少发生。在女性,淋球菌感染的次要部位是尿道旁腺和前庭大腺。

女性淋病的症状不如男性有特征。与男性相比,女性淋球菌感染比较复杂,多数女性淋球菌感染无症状或症状不明显,其百分比不定。有报道 60%~80%的淋球菌感染女性患者症状轻微或无症状。

1.急性淋菌性宫颈炎 子宫颈是女性原发性淋病的主要部位,急性淋菌性宫颈炎为女性急性淋病表现之一。当淋球菌侵入子宫颈内膜后,经一定潜伏期,通常 2~5d 后则开始引起子宫颈内膜及宫颈口处的炎症反应,主要表现为子宫颈红肿,子宫颈组织脆性增加,有黄色或黄绿色脓液自宫颈口流出,少数患者的脓液中带有少量血液,脓液可充满整个穹窿部。严重的子宫颈炎则有宫颈外糜烂,患者有阴道脓性排出物增多,极少数患者有阴道灼热感或刺痛感,子宫颈可有轻度触痛,可有性交时疼痛。

2.急性淋菌性尿道炎 尽管女性由淋球菌感染引起的尿道炎相对较宫颈炎少,但女性的尿道口离阴道口较近,子宫颈的淋球菌感染极易通过阴道感染尿道。据报道在淋菌性宫颈炎患者中,有 70%~90%的病例有淋菌性尿道炎发生。急性淋菌性尿道炎的主要特征为尿道口红肿,尿道口脓性分泌物或溢脓,或尿道口无明显脓性液在挤压尿道时可见尿道口有脓液流出。患者有尿频、尿急和尿痛等尿道刺激症状,有尿道灼热感或刺痛等不适。少数患者有排尿困难,尿中带血。急性淋菌性尿道炎可波及尿道旁腺引起尿道旁腺的感染。

3.慢性淋菌性宫颈炎与尿道炎　慢性淋菌性宫颈炎与尿道炎又称为慢性淋病,是因急性淋病即急性淋菌性宫颈炎和急性淋菌性尿道炎未经治疗或经治疗不彻底所致。淋球菌可长期潜伏隐藏在尿道旁腺、前庭大腺或宫颈黏膜腺体深处,作为感染性病灶引起淋病的反复发作。慢性淋病的主要表现是下腹部坠胀感、腰痛、腰酸胀以及白带增多等,可有阴道和/或尿道灼热感、刺痛等不适。

慢性淋菌性宫颈炎可引起子宫颈粘连,其发生部位可在宫颈外口、宫颈内口和宫颈管。宫颈粘连可引起梗阻。

4.淋菌性前庭大腺炎与前庭大腺脓肿　淋菌性前庭大腺炎与前庭大腺脓肿是女性淋病最常见的并发症之一。淋球菌感染引起的前庭大腺炎症主要发生在单侧,极少可见双侧发生。主要表现为患侧大阴唇红肿、触痛或有硬结;前庭大腺开口处红肿,疼痛。病情严重时可造成腺体排泄管闭塞引起前庭大腺脓肿,其特征为阴道前庭隆起,包块增长快,局部温度高,有明显的疼痛和触痛。患者可伴有发热、头痛与乏力等全身症状。

5.淋菌性盆腔炎性疾病　淋菌性盆腔炎性疾病是淋球菌上行感染引起的上生殖道一组炎症性疾病的总称,包括淋菌性子宫内膜炎、淋菌性输卵管炎、淋菌性输卵管卵巢脓肿和淋菌性盆腔腹膜炎。据报道有 $10\%\sim17\%$ 未经治疗的女性淋球菌感染者发展成盆腔感染。

淋菌性子宫内膜炎主要表现有子宫增大,有触痛,并有脓性液或有脓血性液自宫颈口流出。患者多有下腹痛或胀痛,可有发热等全身症状。一般来讲,由于子宫内膜呈周期性脱落,且引流也通畅,所以淋菌性子宫内膜炎的临床症状并不严重,炎症可成为暂时性的,且可能自愈。

淋菌性输卵管炎主要症状有下腹部疼痛和盆腔疼痛,可感觉到盆腔内压迫感向下放射到一侧或两侧腿部。患者有月经失调,非经期不规则阴道出血,常伴有阴道脓性分泌物流出。检查下腹部、子宫及附件常有压痛,一般在两侧下腹部压痛明显;宫颈活动时疼痛;腹部可有不同程度的膨胀,肠鸣音减弱,有时可触及附件的包块。患者可有发热、头痛、恶心、呕吐及全身不适。

淋菌性输卵管卵巢脓肿临床表现差异极大,可临床症状很明显并危及生命,也可完全没有临床症状。典型的淋菌性输卵管卵巢脓肿的患者主要见于年轻女性,且产次少,先有盆腔感染淋球菌的病史,通常在月经期后 2 周或时间更长发病。患者表现为盆腔或腹部疼痛或胀痛,可有发热、心慌、恶心、呕吐等,检查时腹肌紧张,腹部触痛,可触及附件包块。病情严重时脓肿可破溃,引起腹膜炎,甚至败血症等。

淋菌性盆腔腹膜炎是女性淋病的严重并发症,多由淋菌性输卵管炎发展而来。脓液由输卵管伞端流入盆腔,感染盆腔器官,引起盆腔腹膜炎。淋菌性盆腔腹膜炎还可由淋菌性输卵管卵巢脓肿破溃引起。淋菌性盆腔腹膜炎的临床表现与急性输卵管炎相似,有高热、恶心、呕吐等中毒症状,下腹部中等度疼痛或剧痛。检查时下腹部拒按,双合诊子宫颈有触痛,侧穹窿亦有明显触痛。盆腔包块常因压痛而界限不清,多可触及波动感。

6.淋菌性阴道外阴炎　淋菌性阴道外阴炎多继发于淋菌性宫颈炎和/或淋菌性尿道炎,由淋球菌脓液对阴道黏膜的刺激和对外阴皮肤的刺激而引起的炎症反应。主要临床特征是阴道黏膜充血水肿和大小阴唇以及尿道口、阴道口等处皮肤黏膜红肿,局部有多少不等分泌物,自觉灼热感、痒感或轻微刺痛。

（三）播散性淋菌性疾病

播散性淋菌性疾病（disseminated gonococcal disease，DGD），又称为播散性淋球菌感染（disseminated gonococcal infection，DCH），是指淋球菌进入血液播散全身，引起全身性或某些器官的病变，是一种较为严重的全身性淋球菌感染。播散性淋菌性疾病可分为淋菌性菌血症、淋菌性败血症、淋菌性关节炎和腱鞘炎、播散性淋菌性皮炎、淋菌性心脏病变、淋菌性脑膜炎、淋菌性肝炎或肝周围炎等，这些病征相互联系，有时很难再细区分。有资料显示，播散性淋球菌感染年发病率为 2.8/10 万。在淋病患者中，播散性淋球菌感染的发病率为 0.2% ～ 1.9%，也有资料为 1%～3%，有资料显示为生殖器淋病的 1/300～1/600。播散性淋球菌感染部分决定于具有播散性特征的特定淋球菌株在当地流行的情况。

播散性淋球菌感染患者多数无明显原发性淋球菌感染的症状，如淋菌性尿道炎等，但有 80% 左右的病例能从其泌尿生殖道、直肠或咽部等处发现淋球菌。而且播散性淋球菌感染的潜伏期较长，为 7～30d。然而，有约二分之一的女性，在月经后 7d 内出现临床症状。

（四）新生儿与儿童淋病

新生儿与儿童淋病的发生与成人淋病有密切关系。在我国，由于成人淋病病例的不断增加以及淋球菌可通过围生期感染、间接接触感染、性接触包括性虐待等途径感染，新生儿与儿童的淋病也逐渐增多。在有关儿童性病的报道中，淋病是目前儿童性病中最常见的一种疾病。

鉴于新生儿与儿童的生长发育等生理特点与成人有差异，以及淋球菌感染传播途径的不同，故新生儿和儿童淋病与成人的淋病存在某些不同之处，如新生儿淋病的主要表现为淋菌性眼炎，儿童淋病的主要表现为淋菌性尿道炎和幼女淋菌性外阴阴道炎等。

（五）孕妇淋病

孕妇是性传播疾病的易感人群。孕妇淋病的患病率与不同国家、不同地区及调查人群的不同有很大的差异。随着淋病发病数的增加，孕妇淋病的发病数会逐渐增加。据资料有 60%～80% 的孕妇表现为无症状的淋球菌携带者。

二、治疗

淋病或淋球菌感染一经确诊就应及早治疗，准确而合理选择药物，用药足量且规则，针对不同的病情采用不同的治疗方法，注意加强对淋病合并感染性疾病的治疗，加强对淋病患者性伴的检查与治疗等。治疗淋病的最终目的是要杀灭淋球菌，阻止并减少淋球菌的进一步传播，减轻并消除患者的临床症状，预防并减少淋病后遗症的发生。因此，在治疗淋病前以及在对淋病患者的治疗过程中，医生要对患者各方面的情况比较全面的了解，以利于淋病的治疗。同时，医生应对其所选用药物、使用方法以及最终可能达到的结果充分计划，以最大可能保证治疗成功。

1. 一般治疗

（1）患者应注意适当休息，特别是急性淋病患者以及一些病情较重的患者如淋菌性附睾炎、淋菌性盆腔炎性疾病、淋菌性关节炎患者应卧床休息。饮食方面应忌或控制辛辣等某些刺激性食物，如饮品、辣椒、酒、浓茶和咖啡等。患者要多饮水，使尿液排出量增加以"冲洗"尿道，有利于淋球菌的清除，并减轻炎症反应。

（2）患者要做到"自我隔离"，对所用物品如衣裤，尤其是内裤、毛巾、被单等要用热水烫洗或煮沸、曝晒等消毒,盆及其卫生洁具应单独使用,不到公共澡堂或游泳池洗澡、游泳,以免造成传染。有婴幼儿的淋病患者,特别是女性淋病患者禁止与婴幼儿同床、同浴,并保持婴幼儿外阴部清洁卫生。

(3)患者在治疗期间要禁止性生活,在治疗症状消失后一定时期性生活时要使用安全套,防止淋球菌的传染。

2.内用药物治疗 治疗淋病的内用药物有一个历史发展过程。最早期对淋病的治疗方法是用硝酸银、高锰酸钾之类的防腐剂冲洗生殖器来达到治疗目的。到 20 世纪 30 年代中期磺胺药问世后则对淋病的治疗有了新的疗法,但好景不长,到 1944 年,很多淋球菌株已产生对磺胺类药的耐药性,尽管加大药物剂量使用,仍有约 1/3 的病例无效。幸运的是那时有了青霉素,而且青霉素治疗淋病的疗效非常好,达 100%。青霉素治疗淋病的用药剂量也很小,并很快成为治疗淋病的首选药物。此后,由于淋球菌不断出现对青霉素的抗药性,因此青霉素治疗淋病的疗效也逐渐降低,以致不得不增加所用青霉素的剂量来确保治疗的成功。但由于淋球菌对青霉素的抗药性不断加剧,青霉素治疗淋病的疗效也越来越差,即使加大剂量也不能达到满意的疗效。与此同时,用于淋病治疗的另外两种主要药物大环内酯类和四环素类抗生素也相继发生了耐药性。到 20 世纪 80 年代初青霉素治疗淋病对绝大多数病例已基本无效,失去了作为治疗淋病的首选地位,逐渐由大观霉素等药物替代,其后是头孢菌素类和喹诺酮类药物相继用于临床。但随着淋病患病数的不断增加以及抗细菌药物的广泛应用或滥用,淋球菌已产生对多种药物的耐药,淋球菌对抗细菌药物耐药性的问题更为突出,且将会更加严重,从而使得对淋病的治疗更为困难。因此,对淋病患者如何正确合理使用抗细菌抗生素,以减少淋球菌耐药性的产生确是当务之急。

在临床上,用于治疗淋病的药物较多,可选择的有:①青霉素类,包括青霉素 G、氨苄西林、阿莫西林,主要用于对青霉素敏感的淋球菌株引起的淋病。②四环素类,如盐酸四环素、多西环素、米诺环素,主要用于对青霉素过敏的非青霉素耐药菌株的淋病患者。③大观霉素,主要用于产青霉素酶的淋球菌引起的淋病。④第二代和第三代头孢菌素类,如头孢西丁,头孢肤肟、头孢噻肟、头孢曲松等,主要用于产青霉素酶淋球菌引起的淋病。⑤氯霉素类,如甲砜霉素,但只用在大观霉素或头孢菌素类药物不能获得时使用。⑥氨基糖苷类,如卡那霉素,仅用在大观霉素或头孢菌素类药物不能获得时使用。到 20 世纪 80 年代中期,世界卫生组织又在以上六大类药物的基础上,增加了第七大类药物即喹诺酮类药物,其中有诺氟沙星、氧氟沙星等,并指出在前六大类药物治疗淋病或淋球菌感染不佳时,可用第七大类药物治疗。

(1)青霉素(penicillin G):成人每日 160 万～240 万 U,分 2～3 次肌内注射;儿童每日每千克体重 3 万～10 万 U,分 2～3 次肌内注射。或成人每日 800 万～2000 万 U,儿童每日每千克体重 20 万～40 万 U,均分 3～4 次注射。静脉滴注用 0.9%氯化钠注射液或 5%葡萄糖注射液溶解稀释,静脉滴注应用时药物的浓度一般为 1 万 U/mL,不宜超过 2 万 U/mL,滴注速度应稍快。青霉素治疗无并发症淋病疗程为 3～5d,治疗有并发症淋病和播散性淋病疗程为 7～10d。

(2)氨苄西林(ampicillin):成人每次 0.25～0.5g,每日 4 次口服;或每次 0.5～1g,每日 4 次肌内注射;或每次 1～2g,每日 3～4 次静脉注射或静脉滴注。儿童每日每千克体重 50～100mg,分 3～4 次注射。氨苄西林静脉注射时,推注的速度要慢,以每分钟 100mg 以下为宜;静脉滴注时,将每次药量溶于 100mL 液体内 1 小时滴完。氨苄西林注射时最好是现配现用,不与其他药物配伍使用。氨苄西林治疗无并发症淋病连用 3～5d,治疗有并发症淋病或播散性淋病连用 10d。氨苄西林对淋菌性咽炎和淋菌性直肠炎无效,故不用其来治疗这两种生殖器外的淋病。

(3)阿莫西林(amoxycillin):成人每日 3～4g,分 3～4 次口服;儿童每日每千克体重 40～50mg,分 3～4 次口服。或成人每日 1～4g,分 3～4 次肌内注射或静脉滴注;儿童每日每千克体重 50～100mg,分 3～4 次注射。阿莫西林治疗无并发症淋病连用 3～5d,治疗有并发症淋病连用 10d。有报道单次口服阿莫西林 3g 治疗无并发症淋病获得较高的治愈率。

(4)头孢唑林(先锋霉素Ⅴ、cefazolin):成人每日 1～4g,分 2～4 次静脉注射或静脉滴注,重症者可增至每日 6g;儿童每日每千克体重 30～50mg,重症者可增至每日每千克体重 100mg,均分 2～3 次注射。注射时,可用 0.9％氯化钠注射液或 5％葡萄糖注射液溶解、稀释。头孢唑林治疗无并发症淋病连用 3～5d,治疗有并发症淋病连用 10d。由于该药难以透过血脑脊液屏障,故不用其来治疗淋菌性脑膜炎。

(5)头孢曲松(头孢三嗪、头孢三嗪噻肟、菌必治、罗塞秦、罗氏芬、丽珠芬、菌得治、ceftri-axone、rocephin):成人每次 1～2g,每日一次性肌内注射、静脉注射或静脉滴注,严重感染可增至每日 4g,分 2 次(间隔 12 小时)使用;儿童每日每千克体重 50～100mg,分 2 次注射,婴幼儿每日每千克体重 20～80mg,新生儿每日每千克体重极量 50mg。疗程一般为 5～10d。头孢曲松可用灭菌注射用水、0.9％氯化钠注射液、5％～10％葡萄糖注射液溶解或稀释。肌内注射时,0.25～1g 头孢曲松可用 10％盐酸利多卡因溶液 2～3.5mL 溶解,作深部肌内注射。静脉注射时,按每 5mL 注射液中 0.5g 的药物浓度溶解,以 2～4min 缓慢推注;静脉滴注时,一次药量溶于注射液 50～100mL 中,于 0.5～1h 滴完。

(6)大观霉素(壮观霉素、淋必治、spectinomycin):成人无并发症淋病患者单次剂量 2g,肌内注射。对淋菌性直肠炎或其他抗生素治疗无效者单次剂量可增至 4g。女性无并发症淋病患者也可单次剂量 4g,分两侧肌内注射。如需用于儿童时其用量为每千克体重 40mg,只用一次。治疗淋菌性输卵管炎时,每次 2g,每日一次,疗程 5～10d。大观霉素唯一的适应证是治疗无并发症淋病。适用于由青霉素耐药菌株引起的淋病或淋病患者对青霉素过敏者,也适用于淋菌性(肛门)直肠炎和淋菌性输卵管炎。淋菌性咽炎或由产青霉素酶淋球菌引起的淋菌性咽炎患者不推荐用大观霉素,应改用头如曲松或口服复方磺胺甲噁唑等。

(7)红霉素(erythromycin):成人每日 1g～2g,分 3～4 次口服;儿童每日每千克体重 20～45mg,分 3 次口服。一般以空腹给药为宜,酯化物可与进食同时服。或成人与儿童均为每日每千克体重 20～30mg,分 2 次静脉滴注。肝病患者和严重肾功能不全者的剂量应酌情减少。

(8)阿奇霉素(阿奇红霉素、azithromycin、azithromax):成人每日 500mg 顿服,连用 3d。或第 1 日 500mg 顿服,以后每日 250mg 顿服,连用 4d,停药后仍可维持有效血药浓度 5～10d。用于无并发症淋病也可单剂量 1g 顿服。小儿每日每千克体重 10mg,每日一次,连用 3d,或第 1 日每千克体重 10mg 顿服,以后每日每千克体重 5mg 顿服,连用 4d。或成人每日单剂量 500mg 静脉滴注,连用 2～3d,以后每日 250mg 单剂量静脉滴注或顿服,连用 3～5d。剂量可随病情程度适当增减。

(9)米诺环素(二甲胺四环素、美满霉素、minocycline、minocin):成人首次 200mg 口服,以后每日 100～200mg,分 1～2 次口服;小于 8 岁儿童首次每千克体重 4mg,以后每日每千克体重 2～4mg,分 1～2 次口服。一般疗程 7～10d,治疗淋菌性前列腺炎时疗程 2～4 周。米诺环素适用于由淋球菌引起的男性无并发症的尿道炎和女性患者对青霉素有禁忌证时,但耐青霉素的淋球菌对本品也耐药。

(10)诺氟沙星(氟哌酸、淋克星、norfloxacin):成人每次 0.2~0.4g,每日 2 次口服,或每次 0.1~0.2g,每日 3~4 次口服,连用 7~10d。

(11)氧氟沙星(氟嗪酸、泰利必妥 ofloxacin、tarivid):成人每次 0.1~0.2g,每日 2~3 次口服;或每次 0.2~0.4g,每日 2 次静脉滴注。氧氟沙星治疗无并发症淋病连用 3~5d,治疗有并发症淋病连用 7~10d。也可单剂量 0.4g 顿服治疗无并发症急性淋病。

(12)左氟沙星(可乐必妥,levofloxacin):成人每日 200~400mg,分 2 次口服。治疗无并发症淋病可单剂量 200mg 顿服,或每次 100mg,每日 2 次服用,连用 3~5d。

此外,对发生于尿道或宫颈部位以外的淋病以及婴幼儿与儿童淋病和孕妇淋病的治疗的内用药物的选择可参照以下方案:①淋菌性咽炎:可选用以下药物:头孢曲松 0.25~1g,一次性肌内注射;或 1g,静脉滴注,每日 1 次,连用 3d。氧氟沙星 0.4~0.6g,顿服;或每次 0.1~0.2g,每日 2 次,静脉滴注,连用 3d。环丙沙星 0.5g,顿服;或每次 0.25g,口服,每日 3 次,连用 3d。阿奇霉素 1g,顿服;或每次 0.5g,口服,每日 1 次,连用 3d。多西环素 0.1g,口服,每日 2 次,连用 7d。对淋菌性咽炎,不推荐用大观霉素、氨苄西林或阿莫西林治疗,因其疗效不佳。此外,对淋菌性咽炎或由产青霉素酶淋球菌引起的淋菌性咽炎曾有报道用复方磺胺甲噁唑(复方新诺明),每日 9 片,连用 5d 收到极好的疗效。②淋菌性(肛门)直肠炎:可选用以下药物:头孢曲松 0.25~1g,一次性肌内注射;或 1g,每日 1 次,静脉滴注,连用 3d。环丙沙星 0.5g,顿服;或每次 0.25g,口服,每日 3 次,连用 3d。氧氟沙星 0.4g,顿服;或 0.1~0.2g,口服,每日 3 次,连用 3d。对淋菌性(肛门)直肠炎不推荐用四环素类抗生素、阿莫西林或氨苄西林治疗,因其疗效不佳。③淋菌性眼炎:淋菌性眼炎的内用药治疗基本同淋菌性尿道炎与淋菌性宫颈炎,但疗程应长,通常要用药 5~7d。④淋菌性附睾炎与淋菌性睾丸炎:可选用以下药物:青霉素 G(用于淋球菌对青霉素敏感者),每次 800~1000 万 U 静脉滴注,每日 1~2 次,连用 7~10d。头孢曲松 0.25~1g,肌内注射或静脉注射,每日 1 次,连用 10d。大观霉素 2g,肌内注射,每日 1 次,连用 10d。氧氟沙星 0.1~0.2g,每日 3 次,连用 10d;或 0.2~0.4g,每日 2 次静脉滴注,连用 10d。对淋菌性附睾炎与淋菌性睾丸炎的治疗除了选用上述药物系统治疗外,淋菌性附睾炎或淋菌性睾丸炎患者要卧床休息。长时间站立和行走时,因重力原因可引起组织液回流受阻,使水肿更为严重;同时因行走时对附睾或睾丸的摩擦,可导致炎症和疼痛加重。患者卧床时应抬高阴囊,或用毛巾等柔软物将阴囊托起,以利于淋巴液和静脉血回流,减轻炎症程度。若患者疼痛严重可给予止痛剂对症治疗。淋菌性附睾炎或淋菌性睾丸炎如经上述卧床休息和抗生素治疗病情仍无改善时,要考虑附睾脓肿形成和睾丸坏死,应请泌尿科专家协助诊治。⑤淋菌性盆腔炎性疾病:对淋菌性盆腔炎性疾病的治疗方法基本与淋菌性附睾炎、淋菌性睾丸炎相同。此外,要同时应用对厌氧菌有效的药物如甲硝唑等,还要考虑合并有沙眼衣原体或解脲脲原体感染的可能,应加用抗沙眼衣原体或解脲脲原体感染的药物同时治疗。若淋菌性输卵管卵巢脓肿较大或其脓肿破裂,应请妇科医师协助处理,并行脓肿引流或手术治疗,同时加强抗感染的全身性治疗。对希望保持生育能力的年轻女性患者应尽可能保留输卵管和卵巢。⑥淋菌性前列腺炎:淋菌性前列腺炎的药物选择及治疗方法与淋菌性附睾炎和淋菌性睾丸炎相同。由于淋菌性前列腺炎是男性淋菌性尿道炎的并发症,患者往往已用过或不规则用过多种抗菌药物。因此,在治疗淋菌性前列腺炎之前要注意到患者可能已对多种药物产生耐药性。此外,由于前列腺腺上皮的类脂质膜是多种抗菌药物进入腺泡的屏障,使其抗菌药物不易进入前列腺组织杀灭细菌等病原体,故淋菌性前列腺炎的治疗效果不十分理想,被认为是"难治性淋病"。鉴于以上因素,在治疗淋菌性前列腺炎时要遵循以下原则:对所有淋球菌菌株包括耐药菌株都有效的药物,如头孢曲松等;根据淋球菌的药敏试验结果,选择对淋球菌高度敏感的药物;选用能通过前列腺屏障,进入前列腺的抗菌药物,该药物应为碱性、脂溶性高、蛋白结合率低,能很好地弥散至前列腺内,如红霉素、多西环素、复方甲基异噁唑、氧氟沙星等;联合用药或轮回用药,以防止或延缓耐药菌株的产生。通常选用青霉素类,或头孢曲松,或大观霉素,再加用环丙沙星、氧氟沙星等喹诺酮类药物联合用药;对合并有沙眼衣原体或解脲脲原体或厌氧菌感染的淋菌性前列腺炎患者,须同时选用相应的药物治疗;所选用药物用药剂量要足够,疗程要延长;除上述这些治疗原则外,对淋菌性前列腺炎的综合性治疗也十分重要。同时要求患者注意忌酒及辛辣食物,避免长时间坐、骑,要适当运动,热水坐浴或理疗以提高局部组织的温度,扩张血管,促进皮肤、皮下组织和肌肉的血液循环,提高局部组织的代谢率,使血管的通透性增加,缓解肌肉的痉挛及疼痛。热水浴对淋菌性前列腺炎患者最常伴有的前列腺炎性病变的治疗效果特别明显,坐浴时的温热传导较慢,确能使一部分患者的前列腺液中白细胞数减少,这可能是它促进了局部血液循环和分泌物引流,并调整了局部免疫功能能力,有利于感染的控制。热水坐浴的水温温度为40~45℃,以皮肤能耐受为度,每日2次,每次20min,20d为1疗程。理疗可选择离子透入、微波、射频、超短波、中波等方法治疗,对松弛前列腺、后尿道平滑肌及盆底肌肉有一定好处,同时理疗可改善局部血液循环,减轻局部炎症,促进炎症吸收,及加强抗菌疗效和缓解疼痛症状有帮助。前列腺按摩可以排空前列腺管内浓缩的分泌物,以及引流腺体梗阻区域的感染灶,对顽固病例可在使用抗生素的同时每3~7d作1次前列腺按摩,有利于治疗药物弥散至前列腺腺管和腺泡。⑦播散性淋菌性疾病:可选以下药物:头孢曲松1~2g,静脉滴注或静脉注射,每日1~2次,连用10~14d;或1g,每12h静脉注射一次,连用5d后改为0.25g,肌内注射,每日1次,连用7d。头孢噻肟钠1g,静脉注射或静脉滴注,每日3次,连用10~14d;或1g,静脉注射或静脉滴注,每8h一次,连用5~7d后改为每日1g肌内注射,连用7d。大观霉素2g,肌内注射,每日2次,连用5~7d,同时口服氧氟沙星0.2g,每日2次,连用5~7d。头孢呋辛4.5~6g,每日分3~4次静脉注射或静脉滴注,连用10~14d。在播散性淋菌性疾病中,淋菌性关节炎一经诊断,应立即使用以上足量敏感的抗生素来进行治疗,对淋菌性腱鞘炎则应尽早施行外科手术或切开,因其不仅属于严重感染,而且腱鞘是一个无伸缩性纤维套管,属于"密闭腔"感染类型,患者疼痛剧烈,几乎不能入眠;同时,由于炎性肿胀的压迫,血流受阻,短期内即能引起肌腱的坏死,也会引起日后的功能丧失。因此,外科手术治疗不仅能减轻患者的症状,而且能避免肌腱坏死。对淋菌性脑膜炎患者,除选择应用容易通过血脑脊液屏障且对淋球菌敏感的药物外,其用药疗程应适当延长。对淋菌性心内膜炎、淋菌性心肌炎和淋菌性心包炎患者治疗疗程也应长达3~4周。⑧婴幼儿与儿童淋病的治疗:婴幼儿与儿童淋病的治疗基本与成人淋病的治疗相同,所不同的是用药剂量以及某些药物禁忌或慎用于婴幼儿和儿童,应加以注意。在用药剂量方面,一般年龄在12岁以上或体重超过45kg时,可按成人治疗剂量用药,若年龄在12岁以下或体重低于45kg时,则按每日每千克体重计算药物剂量应用。某些对婴幼儿和儿童有明确禁忌证的药物如喹诺酮类药物等,尽管其有很好的治疗效果,也应严格掌握。年龄在12岁以下或体重低于45kg的婴幼儿和儿童淋病治疗方法:淋菌性外阴阴道炎、淋菌性尿道炎、淋菌性宫颈炎、淋菌性咽炎、淋菌性直肠炎和淋菌性眼炎,可选用以下药物:头孢曲松 125mg,一次性肌内注射;头孢噻肟钠 25～50mg/kg,肌内注射,隔 12h 1 次,连用 2 次;大观霉素 40mg/kg(极量 2g),一次性肌内注射,4 岁以下婴幼儿慎用大观霉素;青霉素 G 10 万～20 万 U/(kg·d),分 3～4 次肌内注射或静脉滴注,连用 5～7d;或普鲁卡因青霉素 G,每千克体重 10 万～20 万 U,一次肌肉注射;或阿莫西林,每千克体重 50mg,一次口服。用青霉素前应排除所感染淋球菌为耐青霉素菌株,否则不用青霉素治疗。在用青霉素时,较大儿童可同时加服丙磺舒,每千克体重 25mg(最大剂量为 1g),顿服。播散性淋菌性疾病如淋菌性菌血症、淋菌性关节炎、淋菌性脑膜炎、淋菌性腹膜炎等选用头孢曲松,每千克体重 25～50mg(极量 1g),一次肌内注射或静脉滴注,每日 1 次,连用 7d。若新生儿血胆红素水平升高,特别是早产儿应慎用头孢曲松。淋球菌脑膜炎患者用头孢曲松每日极量可达 2g,连用 10～14d;或头孢噻肟,每千克体重 25mg,肌内注射或静脉滴注,每 12h 一次,连用 7d。⑨孕妇淋病:淋菌性宫颈炎等无并发症淋病首选头孢曲松 0.25～1g,一次性肌内注射;或头孢克肟 400mg,单次顿服。备选方案可用大观霉素 4g,一次性肌内注射;或头孢噻肟钠 0.5g,一次性肌内注射;或头孢唑肟 0.5g,一次性肌内注射。对于疗效不佳或对上述药物过敏者,可用红霉素或阿奇霉素口服,孕妇淋病应禁用喹诺酮类或四环素类药物治疗。鉴于阿奇霉素对孕妇与哺乳期女性的安全性尚未确定,除非特殊情况,阿奇霉素不作孕妇淋病治疗的常规用药。淋菌性输卵管炎等并发症淋病治疗与淋菌性宫颈炎等无并发症淋病相同,但疗程要延长,多连续用药 10d。播散性淋菌性疾病首选头孢曲松 1～2g,肌内注射或静脉滴注,每日 1 次,连续 10d。有学者用头孢曲松 1g,肌内注射或静脉滴注,每日 1 次,连用 5d 后改为 0.25g,肌内注射,每日 1 次,连续 7d。备选方案可用头孢噻肟钠 1g,静脉滴注,每 8 小时一次,或头孢唑肟 1g,静脉滴注,每 8 小时一次;或大观霉素 2～4g,每日肌内注射 1 次,均连续用药 10d。也有学者用头孢噻肟钠 1g,静脉滴注,每 8h 一次,或头孢唑肟 1g,静脉滴注,每 8h 一次,或大观霉素 2g,每 12 小时一次,各方案均持续应用至病情改善为 24h 后,再改用头孢克肟 400mg 口服,每日 2 次,连用 7d。有关孕妇淋病是否终止妊娠和分娩方式的问题:一般来说,妊娠淋病如能早期及时彻底的治疗,预后较好,一般不用终止妊娠。妊娠淋病分娩方式无特殊要求。但在分娩时,淋病仍未治愈者要注意防止胎儿或婴儿被传染淋病的可能。

3. 局部治疗 对淋病的治疗,无论是无并发症淋病还是有并发症淋病或播散性淋菌性疾病,其治疗方法主要是采用口服或注射等全身性内用药。但在极少情况下,如新生儿淋菌性眼炎在全身性用药的同时可考虑局部治疗,以加强疗效,及早控制病情,减少患者的痛苦。

(1)新生儿淋菌性眼炎:用生理盐水或温盐水或眼科缓冲液冲洗病眼或双眼,开始每 5min 一次,逐渐减为 15min、30min 一次,直至分泌物消失。在冲洗时,头应偏向患侧,以防止污染另一眼。冲洗后滴青霉素 G,其浓度可配成 1 万 U/mL 或 5 万 U/mL。开始每分钟滴眼一次,半小时后每 5min 一次,再过半小时后改为每半小时一次,1d 后每小时一次,数日后每 2h 一次,持续 2 周。也可用 0.5%氯霉素溶液,0.1%利福平溶液或杆菌肽溶液滴眼;近也有学者用头孢曲松配成浓度为每毫升内含头孢曲松 10mg 滴眼液滴眼。用 0.5%红霉素眼膏或 1%四环素眼膏每日涂眼 4 次。有角膜病变时,用阿托品散瞳。有角膜溃疡穿孔时,在抗生素治疗下,行穿透性角膜移植或巩膜移植。

预防新生儿淋菌性眼炎发生的根本措施是积极治疗孕妇的淋病。患儿需隔离,避免分泌物污染。一只眼发病时,应注意保护另一只眼,患侧卧位。手接触眼后,用 1%来苏液或

1∶8000高锰酸钾液消毒浸泡,酒精擦手。患儿洗脸用具、毛巾等应煮沸消毒。

(2)淋菌性咽炎:淋菌性咽炎可用生理盐水,或生理盐水 500mL 中加入庆大霉素注射液 32 万～40 万 U 混合均匀后含漱,每日数次。

(3)淋菌性皮炎:无论是原发性淋菌性皮炎还是继发性淋菌性皮炎,局部药物治疗均十分重要。局部药物治疗可直接将感染菌去除,常用的方法有:1∶5000～8000 高锰酸钾溶液浸泡,清洗损害部位,将脓液等尽可能的去除;生理盐水 500mL 放入庆大霉素注射液 32 万～40 万 U 混合均匀后清洗病变部位,若局部红肿等炎性症状明显,可用其湿敷;局部清洗后用四环素软膏或红霉素软膏涂擦,每日数次。

4. 淋病治疗中应该注意的问题　从以上可以看出,有关淋病的治疗方法既简单又复杂。简单的是一次性注射或一次性服药就能彻底根除淋病,而复杂的是某些淋病即使选择了敏感药物且量足、疗程长也可能很难彻底治愈淋病。影响淋病治疗结果的因素主要与淋病的病程长短及受累器官以及其严重程度等相关。在淋病的治疗过程中,为了最大可能提高治愈率,应注意以下几方面的问题。

(1)治疗药物的选择:以上已介绍了用于治疗淋病的一些药物和治疗不同类型淋病的药物选择。总的来说,在治疗药物选择时,应优先选择那些淋球菌无耐药或淋球菌尚未产生耐药的抗生素。若有条件尽可能参照当地淋球菌对抗生素的敏感性或耐药情况选择应用合适的药物,并同时进行淋球菌分离和药敏试验,最终根据其药敏试验结果选择药物。

目前治疗淋病的首选药物是头孢曲松,其次是大观霉素、喹诺酮类药物等。青霉素在临床上治疗淋病作为一线药物已 40 多年,世界上许多地区包括我国都有报道淋球菌对青霉素耐药日益增加,尤其是质粒介导的高度耐青霉素菌株的出现和流行,限制了青霉素治疗淋病的临床应用。鉴于质粒介导的高度耐青霉素和四环素淋球菌的出现和流行,美国疾病控制中心早在 1987 年起不再推荐青霉素和四环素作为治疗淋病的第一线药物。近些年来,我国也基本不用青霉素治疗淋病,至少不作为首选或备选药物。

(2)药物剂量、用药方法与疗程:治疗淋病药物的用药剂量应足量,一般是在可选择的用药剂量范围内选择上限剂量,这样可避免因药物剂量不足出现疗效差的结果,或因小剂量反复应用导致淋球菌耐药性的产生。治疗淋病的用药方法主要为口服或肌内注射或静脉滴注,其疗效以注射途径给药为好。治疗淋病的用药疗程长短取决于淋病病程的长短和受累器官以及病情的严重程度。一般情况下,对急性淋病或无并发症淋菌性尿道炎或无并发症淋菌性宫颈炎病例主张单剂量或一次性给药疗法,对有并发症淋病等病情严重者用药疗程较长。单剂量一次性用药主要是为了避免长疗程或反复应用某种药物引起的淋球菌耐药菌株的产生。单剂量一次性用药也有不合适之处:①就所选药物而言,尽管是选择对淋球菌敏感的药物,但在没有进行药敏试验之前,很难保证所选药物无耐药性产生或药物敏感性下降,这是因为目前大量而且滥用抗生素的缘故。因此,一次性单剂量用药治疗淋病的疗效不可能是 100%。②单剂量一次性用药尽管对大多数病例有效,但对少数人则疗效较差或无效,这还是所选择药物对淋球菌敏感性问题,这一点已从一些药物的临床治疗观察中见到。因此,若单剂量一次性用药疗效差或失败,则会造成淋球菌感染加重,病变进一步发展,引起一些并发症,甚至可能发展成播散性淋菌性疾病的严重情况,会给患者造成更大的痛苦。在临床工作中也常见到一些发病仅 1～3d 且为单纯性尿道炎或宫颈炎的淋病患者,却因一次性单剂量疗法而未控制病情,造成病情进一步发展,引起淋菌性前列腺炎、淋菌性盆腔炎性疾病者。③若单剂量一次性用药治疗淋病疗效较差时也会增加用药次数,也有可能产生药物耐药性。有鉴于此,主张对急性淋病或无并发症淋病其用药疗程应达 3～5d,或单剂量一次性用药后在 24h 内患者的症状或体征无明显改善者,应继续延长疗程治疗;对有并发症淋病或播散性淋菌性疾病所选择的药物治疗疗程最短应达 7d,多在 10d 左右,个别特殊病例其疗程则应更长,这样才能确保治疗成功。

(3)注意对淋病合并疾病的治疗:淋病的合并疾病在临床上常可见到。在淋病患者中常见的合并疾病有非淋菌性尿道炎/宫颈炎,且常由沙眼衣原体和/或解脲脲原体引起。有报道在男性淋病患者中约 20％合并有沙眼衣原体感染,而在女性淋病患者中约 40％合并有沙眼衣原体感染。在调查的 133 例淋病患者中,合并非淋菌性尿道炎/宫颈炎者也相当常见。因此,在淋病治疗的过程中,若遇疗效欠佳时,除了考虑用药剂量不足和所感染的淋球菌产生耐药性等外,应想到合并有由沙眼衣原体或解脲脲原体引起的非淋菌性尿道炎/宫颈炎,应深入进行检查,若有感染则应同时加用治疗沙眼衣原体和/或解脲脲原体的药物,参见非淋菌性尿道炎/宫颈炎治疗中。建议在未明确淋菌性尿道炎/宫颈炎是否合并有沙眼衣原体和/或解脲脲原体等非淋菌性尿道炎/宫颈炎感染时,可在治疗淋病的同时加用治疗非淋菌性尿道炎/宫颈炎的药物。此外,应注意对其他诸如细菌性感染、念珠菌性感染、滴虫性感染等疾病的检查与治疗。

(4)淋病患者性伴的处理:由于人体对淋球菌感染无有效的特异性免疫,淋病治愈后一旦有接触就会发生再感染,且易反复感染。淋病患者的性伴未治疗(往往是无症状的淋球菌感染者)是导致淋球菌再感染或淋病反复发生的重要原因之一。因此,在淋病的治疗中,对淋病患者的性伴的处理在预防淋病的再感染中十分重要。在对淋病患者治疗的同时要对淋病患者的性伴进行相应的检查,若发现有淋球菌感染时要同时进行治疗。此外,对有症状淋菌性尿道炎的男性患者或有症状淋菌性宫颈炎的女性患者近 4 周内有性接触的性伴均应进行追踪检查和治疗,对无症状的淋球菌感染者有性接触的性伴应进行 2～3 个月的追踪观察,以发现并治疗有淋球菌感染者,减少淋病治愈后再次感染的机会。

参考文献

[1]朱慧兰.皮肤病光疗指导手册[M].北京:人民卫生出版社,2020.

[2]崔昭婷.免疫球蛋白、白细胞介素及 T 细胞亚群检测对慢性荨麻疹患者的临床意义[J].皮肤病与性病,2021(01):67-69.

[3]杨滨宾,邓丹琪.生物制剂治疗系统性红斑狼疮的研究进展[J].皮肤科学通报,2018(03):305-312.

[4]临床路径治疗药物释义专家组.临床路径治疗药物释义 皮肤病及性病学分册[M].北京:中国协和医科大学出版社,2019.

[5]褚立梅,袁静静.硬膜外神经阻滞联合脊神经背根脉冲射频治疗老年带状疱疹后遗神经痛的临床效果分析[J].临床内科杂志,2020(08):591-592.

[6]张学军,涂平.皮肤性病学[M].北京:人民卫生出版社,2019.

[7]王宝庭,赵晓玲,赵洁.大剂量糖皮质激素联合静脉注射用人免疫球蛋白治愈中毒性表皮坏死松解症 2 例[J].临床皮肤科杂志,2019(03):166-168.

[8]雷铁池.安德鲁斯临床皮肤病学[M].北京:科学出版社,2019.

[9]曾梅芳,蔡裕君,俞惠翻.308nm 准分子激光联合他克莫司软膏治疗白癜风的临床疗效 Meta 分析[J].临床皮肤科杂志,2020(08):490-494.

[10]常建民.皮肤病病例精粹[M].北京:北京大学医学出版社,2020.

[11]陈浩,杨海珍,顾军,等.不同浓度配比的他扎罗汀倍他米松乳膏治疗寻常型银屑病的疗效观察[J].中华皮肤科杂志,2020(05):330-334.

[12]胡小梅,冯婷,宋洪俊,等.多磺酸黏多糖乳膏联合曲安奈德益康唑乳膏治疗慢性湿疹的临床疗效[J].河北医学,2019(11):1918-1921.

[13]王宝玺.皮肤病与性病诊疗常规[M].北京:中国医药科技出版社,2020.

[14]晋红中,Christine G. Lian.协和皮肤临床病理学[M].北京:人民卫生出版社,2019.

[15]李永梅.西咪替丁联合孟鲁司特钠治疗小儿过敏性紫癜疗效观察[J].儿科药学杂志,2019(03):30-33.

[16]常建民.少见色素性皮肤病病例精粹[M].北京:北京大学医学出版社,2020.

[17]顾惠箐,邹颖.慢性特发性荨麻疹治疗策略[J].临床皮肤科杂志,2021(01):54-57.

[18]王侠生,张学军,徐金华.现代皮肤病学[M].上海:上海大学出版社,2019.

[19]李红毅,陈达灿.皮肤病学[M].北京:科学出版社,2020.

[20]杨赛琳,许爱娥.钙调磷酸酶抑制剂他克莫司、吡美莫司在特应性皮炎外的皮肤科应用[J].中国中西医结合皮肤性病学杂志,2018(01):91-94.

[21]虞瑞尧,漆军.皮肤病彩色图谱[M].4 版.北京:科学出版社,2019.